"十三五"国家重点图书出版规划项目
天津市重点出版扶持项目

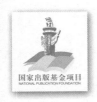

国家出版基金项目
NATIONAL PUBLICATION FOUNDATION

"癌症知多少"

新媒体健康科普丛书

肿瘤介入治疗

丛书主编 樊代明 郝希山

主　编 熊　斌　于海鹏

U0339633

天津出版传媒集团

天津科技翻译出版有限公司

图书在版编目(CIP)数据

肿瘤介入治疗 / 熊斌，于海鹏主编． —— 天
津 :天津科技翻译出版有限公司，2022.3
("癌症知多少"新媒体健康科普丛书/樊代明,郝希山主编)
ISBN 978-7-5433-3893-7

Ⅰ．①肿… Ⅱ．①熊… ②于…Ⅲ．①肿瘤–介入性
治疗 Ⅳ．①R730.5

中国版本图书馆 CIP 数据核字 (2018) 第 246083 号

肿瘤介入治疗

ZHONGLIU JIERU ZHILIAO

出　　版:天津科技翻译出版有限公司
出 版 人:刘子媛
地　　址:天津市南开区白堤路 244 号
邮政编码:300192
电　　话:(022)87894896
传　　真:(022)87893237
网　　址:www.tsttpc.com
印　　刷:天津海顺印业包装有限公司分公司
发　　行:全国新华书店
版本记录:710mm×1000mm 16 开本 9 印张 125 千字
　　　　2022 年 3 月第 1 版 2022 年 3 月第 1 次印刷
　　　　定价:28.00 元

(如发现印装问题,可与出版社调换)

丛书编委会

丛书主编

樊代明　　郝希山

丛书副主编

詹启敏　　于金明　　张岂凡　　季加孚　　王红阳　　赫　捷

李　强　　郭小毛　　徐瑞华　　朴浩哲　　吴永忠　　王　瑛

执行主编

王　瑛

执行副主编

支修益　　赵　勇　　田艳涛　　秦　茵　　陈小兵

插　画

张梓贤

编　者（按姓氏汉语拼音排序）

艾星浩	巴一	白冰	包旭	卜庆	步召德
蔡清清	曹振	曹伟新	曹旭晨	陈璐	陈平
陈伟	陈妍	陈艳	陈燕	陈宇	陈翔翔
陈昌贤	陈点点	陈公琰	陈金良	陈警之	陈凯琳
陈可欣	陈茂艳	陈倩倩	陈田子	陈婷婷	陈小兵
陈晓锋	陈晓燕	陈永顺	陈育红	陈昱丞	陈治宇
陈子华	陈祖锦	程熠	程亚楠	迟志宏	丛明华
崔云龙	崔兆磊	戴东	丁超	董丽	董阿茹汗

董恒磊	杜　娟	杜　强	杜玉娟	段　峰	段振东
范　彪	范志松	方小洁	房　锋	封　磊	冯　莉
冯　敏	冯梦晗	冯梦宇	付　强	高　婕	高　劲
高　明	高　申	高　炜	高　秀	高　岩	高伟健
弓晓媛	宫本法	关海霞	关莎莎	郭　志	郭婧瑶
郭姗琦	韩　晶	何　朗	何　流	何　毅	何帮顺
何江弘	何亚琳	和　芳	贺　斌	洪　雷	侯秀坤
胡海涛	胡耐博	胡筱蓉	黄　河	黄鼎智	黄慧强
黄金超	黄梅梅	黄敏娜	黄诗雄	黄文倩	黄育北
季　科	季　鑫	季加孚	季耘含	贾　佳	贾晓燕
贾英杰	贾子豫	姜文奇	姜志超	蒋微琴	金　辉
金　希	金　鑫	荆　丽	井艳华	阚艳艳	康文哲
孔　学	孔大陆	孔凡铭	孔雨佳	雷海科	黎军和
李　方	李　洁	李　静	李　力	李　玲	李　凌
李　宁	李　圃	李　倩	李　荣	李　薇	李　艳
李　洋	李　盈	李　勇	李春波	李大鹏	李冬云
李昉璇	李国强	李海鹏	李虹义	李虎子	李慧锴
李慧莉	李家合	李嘉临	李建丽	李利娟	李萌辉
李姝颖	李维坤	李文桦	李文杰	李文涛	李小江
李小梅	李晓东	李勇强	李志领	李志铭	李治中
力　超	梁　峰	梁　菁	梁金晓	梁晓峰	廖书恒
廖正凯	林　宁	林　源	林立森	林贤东	林晓琳
林仲秋	凌小婷	刘　晨	刘　昊	刘　洁	刘　珊
刘　巍	刘　妍	刘　昭	刘兵城	刘博文	刘长富
刘东伯	刘东明	刘冬妍	刘端祺	刘合利	刘红利
刘宏根	刘慧龙	刘家成	刘嘉寅	刘俊田	刘凌翔
刘盼盼	刘荣凤	刘潇濛	刘晓园	刘筱迪	刘彦芳

刘艳霞	刘云鹤	刘云涛	刘志敏	卢仁泉	卢小玲
卢致辉	鲁苗苗	陆舜	陆苏	吕强	罗迪贤
马虎	马帅	马薇	马翻过	马福海	马蔚蔚
孟晓敏	牟睿宇	穆瀚	聂蔓	宁晓红	牛文博
潘杰	齐立强	齐文婷	秦磊	秦健勇	邱红
邱录贵	曲秀娟	瞿慧敏	饶群仙	任越	荣维淇
汝涛	单玉洁	邵欣欣	邵志敏	佘彬	申鹏
沈琦	沈倩	沈文斌	施咏梅	石晶	石燕
石汉平	司同国	思志强	宋晨歌	宋春花	宋天强
宋亦军	苏畅	孙婧	孙鹏	孙颖	孙彬栩
孙凌宇	孙现军	谭先杰	汤东	唐凤	唐丽丽
田艳涛	汪艳	王峰	王杰	王洁	王科
王莉	王龙	王飒	王潇	王欣	王鑫
王迎	王宇	王钊	王勐	王安强	王炳智
王丹鹤	王风华	王建祥	王建正	王晶晶	王景文
王军轶	王丽娟	王楠娅	王书奎	王舒朗	王晰程
王夏妮	王潇潇	王晓群	王园园	隗汶校	魏凯
魏立强	魏丽娟	魏述宁	魏松锋	闻淑娟	鄢明歆
吴楠	吴琼	吴尘轩	吴航宇	吴小华	吴晓江
吴延升	吴胤瑛	伍晓汀	武强	夏奕	向阳
肖健	肖莉	肖书萍	谢玲玲	信文	邢金良
邢晓静	熊斌	熊青青	徐泉	徐彦	徐慧婷
徐瑞华	徐晓琴	许红霞	闫东	严颖	颜兵
杨波	杨丹	杨航	杨敏	杨合利	杨隽钧
杨李思瑞	杨佩颖	杨伟伟	杨子鑫	姚剑峰	叶枫
易丹	易峰涛	易树华	尹玉	尹如铁	尤俊
于歌	于海鹏	于仁文	于晓宇	虞永峰	袁航

运新伟	翟晓慧	战淑珺	张　斌	张　帆	张　红
张　寰	张　慧	张　霈	张　娇	张　晶	张　龙
张　蕊	张　倜	张　伟	张　欣	张　雪	张　瑶
张广吉	张国辉	张海波	张宏艳	张建军	张丽丽
张凌云	张梦迪	张青向	张汝鹏	张师前	张炜浩
张潇潇	张小田	张玄烨	张雪娜	张瑶瑶	张一楠
张玉敏	张跃伟	张蕴超	张梓贤	赵　静	赵　峻
赵　坤	赵　群	赵　婷	赵　玮	赵　勇	赵洪猛
赵敬柱	赵林林	赵志丽	郑　莹	郑传胜	郑华川
郑向前	支修益	只璟泰	周　晨	周　晶	周　岚
周　琦	周洪渊	朱津丽	朱晓黎	朱晓琳	朱颖杰
庄则豪	邹冬玲	邹燕梅	邹征云	左　静	

丛书前言一

匠心精品，科普为民

人类认识癌症的历史源远流长。无论是古希腊时期的希波克拉底，还是中国古代的《黄帝内经》等早期医学文献，都曾系统描述过癌症。20世纪下半叶以来，世界癌症发病人数与死亡人数均呈快速上升趋势，尤其是20世纪70年代以后，癌症发病率以年均3%～5%的速度递增。癌症已成为当前危害人类健康的重大疾病。

我国自改革开放以来，经济、社会、环境及人们的生活方式都发生了变化，目前正快速步入老龄化社会，这导致我国在肿瘤患者人数快速增长的同时，癌谱也发生了较大变化。在我国，发达国家高发的肺癌、乳腺癌、结直肠癌的发病率迅速上升，发展中国家高发的胃癌、肝癌、食管癌等的发病率亦居高不下，形成发达国家与发展中国家癌谱交融的局面，这给我国的肿瘤防治工作带来了较大挑战。

为了推动肿瘤科普精品创作，为公众和广大患者提供一套权威、科学、实用、生动的科普丛书，在中国科学技术协会的大力支持下，中国抗癌协会组织数百位国内肿瘤专家，集体编写了本套丛书。

丛书的作者都是活跃在我国肿瘤科普领域的专家，通过讲座、访谈、文章等多种形式为广大群众特别是肿瘤患者及其家属答疑解惑，消除癌症认知误区，推进癌症的早诊早治。他们的经验积累和全心投入是本套丛书得以出版的基础。

本套丛书满足了两方面的需求：

一是大众的需求。中国抗癌协会通过各地肿瘤医院、肿瘤康复网站、康复会、患友会等组织问卷调研,汇总常见问题,以保证专家回答的问题是读者最关心和最渴望知道答案的问题。

二是医生的需求。在日常工作中,临床医生要用很大一部分时间来回答患者一些重复率非常高的问题。如果能把这些问题汇总,统一进行细致深入的解答,以图书的形式提供给患者及其家属,不仅能为临床医生节省很多时间,同时也能大大提高诊疗的效率。

丛书的出版不是终点,而是一个起点。本套丛书将配合中国抗癌协会每年的世界癌症日、全国肿瘤防治宣传周等品牌活动,以及肺癌、乳腺癌关注月等各类单病种的宣传活动,通过讲座与公益发放相结合的形式,传播防癌抗癌新知识,帮助患者树立战胜癌症的信心,普及科学合理的规范化治疗方法,全面落实癌症三级预防的总体战略。

本套丛书是集体智慧的结晶。衷心感谢中国科学技术协会对丛书的鼎力支持,感谢百忙之中为丛书的编写投入巨大精力的各位专家,感谢为丛书出版做了大量细致工作的出版社编辑,也感谢所有参与丛书筹备组稿工作的中国抗癌协会秘书处的工作人员。

希望本套丛书的出版能为国家癌症防治事业做一份贡献,为大众健康谋一份福祉。

郝希山

中国工程院院士

丛书前言二

肿瘤防治，科普先行

一、肿瘤防治，科普先行

1.健康科普，国家之需求

2016年，习近平总书记在"科技三会"上指出，"科技创新、科学普及是实现创新发展的两翼，要把科学普及放在与科技创新同等重要的位置。"这是中央领导从国家发展战略高度对新的历史时期科普工作和科普产业发展的新部署和新要求。2017年，"健康中国"作为国家基本发展战略被写进十九大报告，报告明确提出"健康中国行动"的主要任务就是实施健康知识普及行动。

2.肿瘤科普，卫生事业之需求

恶性肿瘤的病因预防为一级预防；通过筛查而早期诊断，以提高肿瘤疗效为二级预防。世界卫生组织（WHO）认为，40%以上的癌症可以预防。恶性肿瘤的发生是机体与环境因素长期相互作用的结果，因此，肿瘤预防应贯穿于日常生活中并长期坚持。肿瘤预防在于降低发病率和死亡率，从而减少国家医疗资源的消耗，减轻恶性肿瘤对国民健康的危害和社会、家庭的经济负担。

3.肿瘤科普，公众之需求

大数据表明，在中国，健康与医疗科普相关词条占总搜索量的57%。2017年国人关注度最高的10种疾病中，"肿瘤"的搜索量超过36亿次，跃居十大疾病之首，之后连续数年蝉联关注榜首位。这一方面说明公众对肿瘤科普有巨大需求，同时也反映了公众对癌症的恐慌情绪。一次次名人患癌事件、一段段网络泛滥的癌症谣言,时时处处诱发公众"谈癌色变"的心理。因此,消除癌症误区、建立正确的防癌观念是当前公民健康领域最重要的科普任务,肿瘤医学工作者责无旁贷。

4.肿瘤科普,患者之需求

恶性肿瘤严重威胁人类健康和社会发展。随着肿瘤发病率持续上升、患者生存期延长、个体对自身疾病的关注增加、患者参与诊疗决策的意愿不断增强,肿瘤科普已经成为刚性需求,涉及预防、诊疗、康复、护理、心理、营养等诸多领域。

5.肿瘤科普,大健康产业之需求

随着科普产业的进步和成熟,一批像果壳网、知乎、今日头条等科普资讯平台迅速发展壮大,成为国家发展科普产业的骨干力量。今天的科普产业正在走出科普场馆建设与运营、科普图书出版与发行、科普影视制作与传播、科普展教器具制作与展示等传统形式,迈向经济建设与社会发展更为广阔的前沿领域。科普的产业形态呈多元化发展,科普出版、科普影视、科普动漫与游戏、科普网站、科普旅游、科普会展、科普教育、科普创意设计服务等实体平台百花齐放。随着人口老龄化的加剧,肿瘤科普产业的规模正在不断扩大,这必将催生高水平多元化的科普产品。肿瘤防治,科普先行,利国利民。

二、科普先行,路在脚下

中国抗癌协会作为我国肿瘤学领域最重要的国家一级协会,在成立之日起,就把"科普宣传"和"学术交流"放在同等重要的位置,30多年来,在肿瘤科普工作中耕耘不辍,秉持公心,通过调动行业资源和专家资源,面向公众和患者广泛开展了内容丰富、形式多样的抗癌科普宣传。通过长期实践,协会独创出"八位一体"的科普组织体系(团队 – 活动 – 基地 – 指南 – 作品 – 培训 – 奖项 – 媒体),为我国肿瘤防治科普事业的模式创新和路径探索做出了重要贡献。

中国抗癌协会自 1995 年创建"全国肿瘤防治宣传周"活动,经过近30 年的洗练,已成为肿瘤领域历史最悠久、规模和影响力最大、社会效益最好的品牌科普活动。养成良好的生活方式、早诊早治、保证有效治疗、提高患者生存质量等防癌抗癌理念逐步深入人心。从 2018 年开始，中国抗癌协会倡议将每年的 4 月 15 日设为"中国抗癌日"，并组织全国性的肿瘤科普宣传活动。

科普精品是科普宣传的最重要武器。中国抗癌协会的几代学者，传承接力，倾心致力于权威科普作品的创作，为公众和患者奉献了数量众多的科普精品。2012 年至今 10 年时间里，中国抗癌协会本着工匠精神，组织数百名专家编写了本套丛书（共 20 个分册），采用问答的形式，集中回答了公众及患者在癌症预防、诊疗中的常见疑问。目前本套丛书已入选"国家出版基金项目""'十三五'国家重点图书出版规划项目""天津市重点出版扶持项目"等多个项目，取得了良好的社会效益。

随着近年来临床新进展不断涌现，新技术、新方法、新药物不断应用于临床，协会牵头组织广大专家，将防癌抗癌领域的最新知识奉献给广大读者朋友，帮助公众消除癌症误区，科学理性地防癌抗癌，提升公众的科学素养，为肿瘤防治事业贡献力量。

书之为用，传道解惑。科普创作有四重境界，即权威、科学、实用、生动。我们只为一个目标：让癌症可防可控。

肿瘤防治，科普先行；科普先行，路在脚下。

中国抗癌协会理事长
中国工程院院士

前　　言

　　介入医学是现代医学中较为年轻的新兴学科，经过近半个世纪的发展，目前已经成为与外科学、内科学并列的第三大治疗学。全身各系统疾病都涉及介入治疗，介入治疗已经成为很多疾病的首选或主要治疗方法。肿瘤介入治疗是介入治疗学中最主要的部分之一，然而介入治疗的公众知晓率依然较低，这也制约了介入治疗在肿瘤治疗中的发展和普及。

　　因此，以中国抗癌协会青年理事会、中国抗癌协会肿瘤介入学专业委员会胸部诊疗专家委员会、中国抗癌协会肿瘤介入学专业委员会青年委员会等成员为主的临床专家编写了这本《肿瘤介入治疗》，希望以通俗易懂、深入浅出的文字让读者（患者及家属）了解常见的肿瘤介入治疗知识和相关术后康复的注意事项，提高患者及公众对肿瘤介入治疗的认识，在求医问药时能够想到介入治疗的方法和措施；同时了解可采用介入治疗的常见肿瘤，正确对待肿瘤的综合治疗，建立合理的肿瘤介入治疗理念，知晓相应的康复措施，最终让介入医学更好地为更多的患者服务，解除病痛。

　　本书的观点、方法均以科学研究和临床实践为依据，内容严谨、准确。通过介绍介入治疗基本概念和各种常见肿瘤的介入治疗，帮助读者解除在肿瘤诊断、治疗、康复和预防中的疑惑，克服对肿瘤的恐惧，全面了解肿瘤介入治疗的相关知识,对肿瘤的介入治疗、康复和预防有更加深入的认识。因介入医学发展迅猛,日新月异,书中难免有不足和疏漏,希望我们日后可以更好地完善和改进。

于海鹏

2021 年 10 月

目　　录

第一章　癌症治疗的现状

第二章　介入治疗的基础知识

第三章　介入治疗的准备及护理

第四章　肝癌的介入治疗

第五章　肺癌的介入治疗

第六章　胰腺癌的介入治疗

第七章　食管癌的介入治疗

第八章　胃癌的介入治疗

第九章　乳腺癌的介入治疗

第十章　肾癌的介入治疗

第十一章　膀胱癌的介入治疗

第十二章　前列腺癌的介入治疗

第十三章　软组织肿瘤的介入治疗

第十四章　骨肿瘤的介入治疗

第一章 ◀❙❙

癌症治疗的现状

▓▶ 什么是癌症？

肿瘤是机体在各种致瘤因子的作用下，局部组织细胞在基因水平上失去了对其生长的正常调控，引起细胞异常增生而形成的新生物，有良恶性之分。

恶性肿瘤根据组织来源可分为癌和肉瘤，老百姓口中的"癌症"通常包括这两者。癌症的发生通常是由控制细胞生长的增殖机制失常而引起的，它是仅次于心血管疾病造成人类高死亡率（居第二位）的疾病。

组成人体的基本单位是各种细胞，这些细胞各司其职，运作有序。直到有一天，人体内由于某些外在或者内在因素出现一群名为"癌细胞"的家伙，这些家伙具有远远超出正常细胞的增殖能力，而且拒绝身体对它们

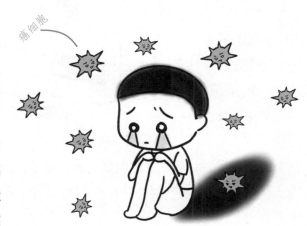

癌细胞

的调控。与此同时，它们还分泌大量的蛋白酶，使正常细胞间的粘连分解，由此可以向身体的其他组织器官转移，不断对人体造成侵袭和破坏，所到之处，"哀鸿遍野"。

▓▶ 我国癌症发病的现状如何？

我国男性发病排名前5位的恶性肿瘤依次为肺癌、胃癌、肝癌、直肠癌和食管癌，这些恶性肿瘤在不同年龄组的发病情况有所不同。44岁及以下人群肝癌发病人数最多，45岁及以上人群肺癌发病人数最多。全国女性发病排名前5位的恶性肿瘤依次为乳腺癌、肺癌、结直肠癌、甲状腺癌和胃癌。30岁以下人群甲状腺癌发病人数最多，30~59岁人群乳腺癌发病人数最多，60岁及以上人群肺癌发病人数最多。

▧▶ 人类患肿瘤的原因是什么？

肿瘤的病因非常复杂,通常一种肿瘤可能存在多种病因,而一种病因也可能导致多种肿瘤,并不是简单意义上点对点的关系。但总的来说,肿瘤的病因包括两个方面,即外源性因素和内源性因素。

（1）外源性因素。吸烟、饮酒、饮用污染水源、食用霉变食物等不良生活习惯；砷、石棉、联苯胺、香烟中的苯并芘等化学致癌物；放射线及紫外线；病毒、细菌、寄生虫等微生物感染；慢性刺激、损伤等。

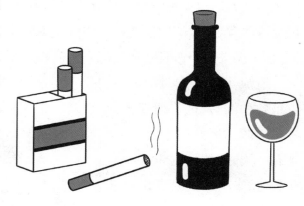

（2）内源性因素。遗传因素增加了机体发生肿瘤的可能性和对致癌因子的易感性。先天性或后天性免疫缺陷、体内激素水平异常等,亦可诱发恶性肿瘤。

▧▶ 恶性肿瘤与良性肿瘤如何区分？

（1）组织的分化程度。肿瘤组织与正常组织在形态和功能上的相似性称为分化,相似的程度称为分化程度,分化程度越高,异型性越小。肿瘤与正常组织的差异性越小,其恶性程度越低。

（2）生长速度。一般而言,恶性肿瘤的生长速度较快。

（3）生长方式。恶性肿瘤一般为浸润性生长或外生性生长。良性肿瘤一般呈膨胀性生长或外生性生长。浸润性生长的肿瘤无包膜形成,与周围组织分界不清,通常不可推动。

（4）继发改变。恶性肿瘤通常会引起坏死、出血,形成溃疡等。

（5）转移情况。恶性肿瘤通常会发生转移。

（6）复发。恶性肿瘤在进行手术切除等治疗后较多复发。

（7）对机体的影响。除了压迫、阻塞等症状，恶性肿瘤还可以破坏原发处和转移处的组织，引起坏死、出血，合并感染，甚至造成恶病质。

▶▶ 癌症可以通过哪些途径转移？

除了通过直接蔓延的方式破坏邻近正常器官或组织，癌症还可以通过不同的途径转移至远处的器官或组织，常见的转移途径如下：

（1）淋巴系统转移。淋巴系统像遍布全身的血液循环系统一样，是一个网状的液体系统。该系统由淋巴组织、淋巴管道和其中的淋巴液组成。癌细胞侵入淋巴管，经淋巴系统累及淋巴结。第一站累及的淋巴结称为前哨淋巴结，此后逐渐累及下站淋巴结。临床上常见的癌症转移淋巴结是左锁骨上淋巴结（魏尔啸淋巴结），多见于肺癌和胃肠道恶性肿瘤。

（2）血道转移。恶性肿瘤多经毛细血管或静脉入血，少数经淋巴管入血，进入血管系统的恶性肿瘤细胞通常聚集成团，称为瘤栓。侵入血管的瘤栓通常经血流转移至身体的其他器官。

（3）种植性转移。脏器上的恶性肿瘤如果生长在器官表面，瘤细胞可脱落，像播种一样种植在其他脏器的表面，形成其他器官的转移瘤，多见于腹腔脏器的恶性肿瘤，如胃癌转移至大网膜、腹腔、腹腔内器官，甚至卵巢。

▶▶ 目前对癌症的治疗手段有哪些？

（1）手术切除。手术切除是目前治疗恶性肿瘤最主要的方法之一。然而多数癌症患者在确诊时已经处于晚期。对于晚期癌症患者而言，癌症已经出现邻近

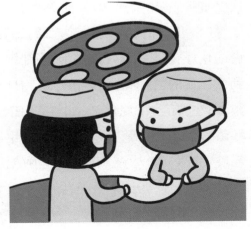

组织器官侵袭或远端器官转移,手术切除的意义其实并不大,超过80%的肿瘤患者在手术之后会出现复发和(或)转移。手术即有创伤,外科手术往往对人体产生的创伤极大,术后恢复时间较长,影响患者的生存质量。

(2)介入治疗。介入治疗就是在不开刀暴露病灶的情况下,在血管、皮肤上做直径几毫米的微小通道,或者经人体原有的管道,在影像设备(血管造影机、透视机、CT、MRI、B超)的引导下,对病灶局部进行治疗的微创疗法,分为血管内和非血管介入治疗。后面会详细阐述。

放射治疗

(3)放射治疗。放射治疗就是我们常说的放疗。放射线的能量被人体吸收后,可以使人体组织中的水分子电离,或者激发人体产生活性很强的氢氧自由基,引起DNA损伤,使得肿瘤细胞不能正常合成蛋白质,从而杀死肿瘤细胞。

当然,"城门失火,殃及池鱼"。在放射线杀灭肿瘤细胞的同时,周围的正常细胞也难逃厄运。而且肿瘤细胞增殖中处于G0和S期的细胞对放射治疗不敏感,可以在放射治疗环境中存活。言下之意是,放射治疗并不能杀死所有肿瘤细胞,幸免于难的那部分肿瘤细胞在放射治疗后很快就重整旗鼓,加速增殖,使癌症迅速复发。

(4)化学治疗。化学治疗即我们常说的化疗,使用化学药物杀灭癌细胞达到治疗目的。目前的化学治疗药物种类很多,主要有:①烷化剂,如氮芥(HN)、环磷酰胺(CTX)等;②抗代谢药,如甲氨蝶呤(MTX)、氟尿嘧啶(5-FU)、阿糖胞苷(Ara-C)等;③抗生素类,如博来霉素(BLM)、阿霉素(ADM)、表-阿霉素

化学治疗

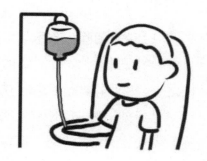

（E-ADM）等；④植物类，如长春新碱（VCR）、紫杉醇（PTX）等；⑤激素类，如地塞米松（DXMS）、氨鲁米特（AG）等；⑥杂类，如顺铂（DDP）、卡铂（CBP）、门冬酰胺酶（L-ASP）等。

（5）生物免疫治疗。借助分子生物学技术和细胞工程学技术，提高癌症的免疫原性，给机体补充足够数量且功能正常的免疫细胞和相关分子，激发和增强机体抗肿瘤免疫应答，提高癌症对机体抗肿瘤免疫效应的敏感性，在体内外诱导癌症特异性和非特异性效应细胞和分子，最终达到清除癌症的目的。

（6）分子靶向治疗。分子靶向治疗是在细胞分子水平上，针对已经明确的致癌位点（该位点可以是肿瘤细胞内部的一个蛋白分子，可以是一个基因片段，也可以是信号传导通路上的一个位点），设计相应的治疗药物。药物进入体内会特异性地选择致癌位点，并与之相结合而发生作用，使肿瘤细胞特异性死亡，而不会波及肿瘤周围的正常组织细胞，因此又被称为"生物导弹"。

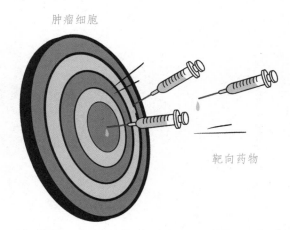

肿瘤细胞

靶向药物

（7）中医药治疗。中医药治疗癌症作为我国特有的治疗方法，对手术、放射治疗、化学治疗等疗法具有增效解毒的作用，能提高患者的生存质量，延长生存期。肿瘤的病情复杂，并非一方一剂所能治愈。中医讲究辨证论治，必须按照四诊八纲、理法方药进行治疗，才能提高疗效。

第二章

介入治疗的基础知识

▮▶ 什么是介入治疗？

介入治疗是区别于传统外科治疗、内科治疗的第三大治疗学。介入治疗由诊断和治疗两大部分组成，在X线、CT、MRI、B超等影像设备的监视、引导下，应用特殊的介入器材对疾病进行诊断和（或）微创治疗。

简单来讲，介入治疗就是在不开刀暴露病灶的情况下，在血管、皮肤上做直径几毫米的微小通道，或经人体原有腔道，在影像设备（血管造影机、透视机、CT、MRI、B超）的引导下，对病灶局部进行治疗的微创治疗方法。

我国的介入医学在20世纪70年代末期起步，由于其具有不开刀、安全、并发症少、定位准确、疗效好、住院时间短、费用低廉等优点，在我国得到了迅速普及。如今，国内的介入医学大部分项目已经达到国际水平，进入规范化应用阶段。现在已经能够完成世界文献报道中的所有介入治疗方法，并且在某些疾病的治疗方法和效果上已处于世界领先水平。

"介入放射学"一词由美国放射学家Margulis首次提出。Margulis敏锐地意识到在放射领域一个崭新的专业正在形成和发展。他撰写的题为《介入放射学：一个新的专业》的述评于1967年3月在国际著名的学术刊物*AJR*上发表。在这篇述评中，他把介入放射学定义为在透视引导下进行诊断和治疗的操作技术。文中特别强调，从事介入放射学的医生，需要经过介入操作技术、临床技能的培训，并且与内科和外科医生密切合作。但是"介入放射学"（Interventional Radiology）一词被学术界广泛认可是在1976年。美国MD Anderson Cancer Center的Wallace教授在*Cancer*杂志上，以"Interventional Radiology"为题系统地阐述了介入放射学的概念后，于1979年在葡萄牙召开的欧洲放射学会第一次介入放射学学术会议上进行了专题介绍，此命名才被国际学术界正式认可。

国内学者对"Interventional Radiology"一词的翻译也多种多样，如"手术性放射学""干涉性放射学""治疗性放射学""侵入性放射学"等，也有叫"导管治疗学"的,但现在普遍愿意接受"介入放射学"这一名称。我国介入放射学家对这一名称进行了具体的定义:介入放射学以影像诊断为基础,在医学影像诊断设备(DSA、US、CT、MRI等)的引导下,对疾病做出独立的诊断和治疗。在临床治疗属性上介入放射学是微创的手术治疗。

▮▶ 介入治疗的优势有哪些?

(1)相对于内科治疗而言,介入治疗的优势在于可使药物直接作用于病变部位,这样不仅可以大大提高病变部位的药物浓度,还可以大大减少药物用量,减轻药物的副作用。

(2)相对于外科治疗而言,介入治疗有如下优势:

● 无须开刀暴露病灶,一般只需几毫米的皮肤切口即可完成治疗,表皮损伤小,外表美观。

● 大部分患者只需局部麻醉而非全身麻醉,降低了麻醉的危险性。

● 损伤小,恢复快,效果满意,对身体正常器官的影响小。

● 对于治疗难度大的恶性肿瘤,介入治疗能够尽量把药物局限在病变的部位,从而减轻对身体和其他器官的副作用。部分肿瘤的介入治疗效果相当于外科切除。

▮▶ 介入治疗如何分类?

介入治疗按器械进入病灶的路径分为血管内介入和非血管内介入。

(1)血管内介入。血管内介入即使用1mm粗的穿刺针,通过穿刺人体浅表动静脉,将导丝及导管引入人体血管系统。医生凭借已掌握的血管解剖知识,在血管造影机的引导下,将导管送到病灶所在的位置,通过导管注射造影剂显示病灶血管情况,在血管内对病灶进行治疗。主要针对肿瘤、血管疾病、出血性疾病等,如动脉栓塞术、血管成形术等。常用的体表穿刺点为股动静脉、桡动脉、肱动脉、锁骨下静脉、颈静脉等。

(2)非血管介入。非血管介入即在影像设备的引导和监视下,直接经皮肤穿刺至病灶,或经人体现有的非血管通道(气道、胆道等)对疾病进行治疗,包括经皮穿刺肿瘤活检术、氩氦冷冻消融术、射频消融术、椎间盘穿刺消融术、气管狭窄支架植入术、恶性梗阻性黄疸胆道引流术等。

▐▶ 介入治疗有哪些常用设备?

1. 医学影像设备

(1)数字减影血管造影(DSA)成像系统。血管造影的影像通过数字化处理,把不需要的组织影像删除,只保留血管影像,图像清晰,分辨率高,为血管病变、血管狭窄的观察及定位测量、诊断、治疗提供了真实的立体图像。医生在手术中会根据屏幕中的血管造影图像来操作导管、导丝,以达到诊断及治疗的目的。

(2)CT。在CT的引导下对病灶和穿刺针进行定位,指导医生进行非血管内介入治疗。主要用于经皮穿刺肿瘤活检术、射频消融术、瘤内注药术、粒子植入术等。

(3)超声。超声也是用于非血管内介入治疗的引导监视,具有方便、实时、经济、无辐射等优点。但超声检查容易受骨骼、气体等因素的影响,增加了操作难度。而且由于探头对靶器官的位置变化较大,对于操作者的经验和技术提出了更高的要求。

(4)MRI。现在由于设备的普及程度、性能和专用无磁性介入放射学器材的开发,在MRI引导下的介入治疗已经逐渐在临床上应用(特别是肿瘤消融治疗),具有广泛的应用前景。

2. 手术器材

手术器材包括穿刺针、导丝、导管鞘、导管、微弹簧圈、球囊导管、裸支架、覆膜支架等。术中根据患者、病灶部位或性质的不同选择不同规格的器材。

▐▶ 恶性肿瘤有哪些介入治疗方法?

1. 肿瘤供血动脉内的化学治疗栓塞

经动脉灌注化疗术通过导管选择性地将药物直接注入肿瘤的一支或

多支供血动脉,以达到提高肿瘤组织药物浓度、增强抗肿瘤作用的目的。同时还可以减少体循环和正常组织的药物分布,减轻全身的副作用。

选择性动脉灌注化疗虽然是治疗实质性恶性肿瘤的重要方法,但是仍存在灌注药物从给药器官快速代谢、排泄,以及不能显著减轻全身正常组织细胞副作用等缺点。

20世纪70年代开始采用选择性动脉栓塞术栓塞肿瘤供血动脉,即采用血管栓塞剂(如吸收性明胶海绵、不锈钢圈、自体血凝块等)暂时或永久地阻断肿瘤供血动脉,使肿瘤体积缩小,这利于手术切除和减少术中出血。对不能手术的晚期恶性肿瘤患者并用动脉灌注化疗,可起到较好的姑息治疗效果,缓解患者的疼痛和出血症状,延长生存时间。但这些栓塞方法一般栓塞在较大动脉及分支,短时间内易形成侧支循环,使肿瘤组织恢复供血,治疗效果仍欠满意。

近十几年来,许多学者在新的药物剂型,即药物载体方面进行了研究,将抗癌药物和栓塞剂有机地结合在一起注入靶动脉。这种方法既能栓塞肿瘤组织末梢分支,阻断血供,又可缓慢释放化学治疗药物,起到局部化学治疗的作用,并且可显著降低体循环的药物浓度,减轻全身化学治疗的毒性。日本学者Kato称之为化疗栓塞术,取得了明显的成效。目前,最具代表性的是载药微球的栓塞。

2. 经皮穿刺消融治疗

(1)无水乙醇消融术(PEI)。PEI术用于恶性肿瘤的治疗始于20世纪80年代,是指在影像设备引导下,经皮直接穿刺肿瘤病灶,将适量的无水乙醇注入肿瘤内,使肿瘤细胞及相关细胞变性、死亡,从而导致肿瘤组织坏死。因为操作简单、安全有效、费用低廉和可重复治疗,已经被单独或与其他方法结合起来,广泛应用于临床。其适应证由最初的肝癌拓展为各部位的肿瘤。

(2)射频消融治疗(RFA)。RFA是一种微创介入治疗方法,是近年发展起来的一种治疗肿瘤的有效手段。随着影像学技术的发展,本方法已广泛应用于多种实体恶性肿瘤,如肝癌、肺癌、肾癌等。

原理：当射频的电流频率高到一定值时(>100kHz)，引起组织内带电荷的离子产生相同频率的振荡，相互摩擦生热，达到一定温度(60~100℃)即可使组织产生不可逆转的凝固坏死而杀灭肿瘤。

（3）微波消融治疗。微波消融治疗主要是利用微波的热效应和肿瘤不耐热的特点达到灭活肿瘤的目的。微波是一种频率为300MHz~30GHz的电磁波，电流高度集中。微波电极周围水分子的极子在高频电场的作用下发生振动，产生摩擦热，并向周围传导，在极短的时间内产生60~100℃的局部高温，使电极周围的肿瘤凝固、变性和坏死，达到原位灭活。近年的研究表明，微波消融治疗还可增强机体局部和全身的细胞免疫功能，以彻底消灭肿瘤和残存癌细胞，预防肿瘤复发。

（4）氩氦刀冷冻治疗。根据超声、CT、MRI检查结果选择穿刺最佳体位，局部麻醉后，在超声、CT或MRI引导下进行穿刺，将氩氦刀准确穿刺进入肿瘤内，然后启动氩气。氩气在刀尖急速制冷，十几秒内降至-165~-100℃，持续15~20分钟后关闭氩气。随后启动氦气，氦气在刀尖急速加热，使病变组织迅速升温至20~40℃，持续3~5分钟后重复上述治疗。

3. 放射性粒子植入术

放射性粒子组织间植入是肿瘤近距离放射治疗的一种，其最常用的是^{125}I粒子。^{125}I粒子能持续低剂量地释放γ射线。^{125}I放射性粒子的处方剂量为145Gy，通过辐射直接和间接作用于生物大分子。直接作用是指辐射引起肿瘤细胞DNA的断裂、解聚、合成障碍等；间接作用是指辐射引起水分子的电离，产生自由基，促使肿瘤细胞凋亡。敏感的肿瘤细胞迅速死亡，不敏感的静止期细胞一旦进入分裂期，则在γ射线的持续作用下迅速凋亡。对进入不同分裂周期的肿瘤细胞进行不间断杀伤，经过足够的半衰期和使用足够的剂量，使肿瘤细胞无法繁殖而达到治疗肿瘤的目的。正常组织不受损伤或受轻微损伤。这样就避免了外放射治疗分次短时照射只能对肿瘤繁殖周期中一部分时相的细胞起治疗作用的缺点，从而达到较佳的治疗效果。

第三章

介入治疗的准备及护理

▐▶ 介入手术前的准备有哪些？

（1）避免紧张情绪。介入治疗是一种微创治疗，具有创伤小、并发症发生率低等优点。术前不必过度紧张，但必须保证充足睡眠，放松心情。

（2）如有发烧、月经来潮等特殊情况，请立即告知医护人员。

（3）多数介入治疗仅需局部麻醉。如无特殊情况，术前可进食、进水，但避免饱餐，进清淡易消化饮食。

（4）练习床上大小便。为了保证术后安全，手术当日需卧床至次日清晨，无特殊不适方可下地活动。由于体位影响，小便不易排出，术前需认真练习床上排便。

（5）术前戒烟、戒酒。

（6）术前请做好个人卫生，如刮胡子、修剪指甲、洗头等。手术当日清晨，提前更换病号服。术中不要佩戴义齿，以免义齿脱落阻塞呼吸道而导致窒息；不能佩戴首饰，以免产生金属伪影影响治疗。

（7）配合护士做好术前准备，如碘过敏试验、术区备皮、静脉留置针穿刺、测量生命体征等。

▐▶ 介入治疗后，应该注意哪些？

（1）返回病房后，为了监测患者的生命体征，需连接心电监护至次日清晨，经主治医生同意后方可撤除。

（2）保持伤口敷料清洁干燥，防止潮湿，避免伤口感染。

（3）手术当日，如无特殊情况可进清淡易消化饮食，需多饮水（2000~2500mL/d），以利于造影剂排出。肝硬化失代偿期的患者要注意利尿，避免水钠潴留。

（4）卧位。如果介入治疗时穿刺的是动脉，术后卧位的要求是患肢制动最少6~8小时。

▮▶ 什么是碘过敏试验？

临床常用的碘过敏试验方法是静脉注射法，即将定量的对比剂注入静脉,20分钟后观察反应。若患者无反应,为阴性,可进行碘剂造影;若患者出现荨麻疹、面部潮红、恶心、呕吐、喷嚏、流涕、流泪等症状,则为阳性反应,不可使用。

▮▶ 对比剂是什么？

对比剂俗称造影剂,是指注入人体后,利用其吸收X线的能力和机体组织器官形成差异,从而显示病变形状和器官功能的各种药物。临床在做介入手术时常使用的对比剂是含碘的对比剂, 如碘海醇（碘苯六醇）、碘普胺(碘普罗胺)、碘克沙醇、碘佛醇等。

▮▶ 介入手术前患者要进行碘过敏试验吗？

过去在使用对比剂前应取相同品种做过敏试验。因人体存在个体差异,故应注意碘过敏试验结果只是用来参考。阳性结果并不预示一定发生过敏反应,也不预示发生反应的程度;阴性结果也存在发生不良反应的可能性。碘过敏试验本身可能导致过敏反应。目前,在使用碘造影剂之前国内和国外没有要求进行碘过敏试验。

▮▶ 介入手术前有哪些基本准备？

（1）备皮。备皮就是剔除手术区周围的毛发,做好局部清洁,防止感染。

（2）消毒、铺巾。

（3）麻醉。一般采用局部麻醉的方式,局部麻醉的药物一般为1%利多卡因5mL。

（4）药品、器械、仪器的准备。

▮▶ 术后伤口多长时间能愈合？

介入手术多为穿刺伤口，以股动脉穿刺为例，伤口长度多为1~3mm。建议术后第1天更换伤口敷料，第2天揭除敷料，此时伤口应该自然愈合并且干燥无红肿。足背动脉搏动应该正常，如有任何不适要及时通知医务人员。

▮▶ 皮肤及巩膜黄染，且全身皮肤瘙痒患者应该注意什么？

很多肝病患者黄疸升高，导致皮肤及巩膜黄染，由于胆盐沉积刺激皮肤可能会引起全身皮肤瘙痒，应注意用温水擦浴，避免使用碱性浴液，避免搔抓皮肤而引起皮肤破损、感染。当然，最重要的是要针对黄疸原因进行治疗。

▮▶ 如何预防便秘？

（1）规律饮食，养成良好的排便习惯。

（2）每天食用高纤维食物，包括绿叶蔬菜、新鲜水果、干果、全谷类食品，如芹菜、甘蓝、西兰花、玉米、南瓜、菠菜、苹果、草莓、燕麦、全麦面

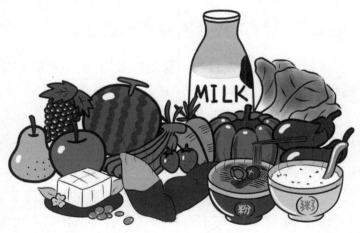

包、坚果等。还可以食用豆类及小扁豆类食品，例如红豆、绿豆、花生、杏仁等。

（3）每天至少喝8~10杯水，包括果汁、汤、水、牛奶和其他饮料。少喝含咖啡因的饮料，例如可乐、奶茶等，因为这些饮料会使身体脱水。

（4）尝试喝（半杯）梅子汁或苹果汁，因为它们含有山梨糖醇，是天然的泻药。

（5）做些轻松的运动，例如步行，这些运动有时能刺激排便。

（6）摄取纤维补充品时，记住要多喝水，因为摄取高纤维食物而饮水不足可能会使便秘加剧。

▮▶ 白细胞减少时饮食要注意什么？

（1）要均衡饮食，在准备食物前后或进餐前需洗净双手。

（2）食物根据生熟使用不同的砧板，使用后需彻底清洁与消毒。

（3）保存的食物，热食温度应高于 $60℃$，冷食应低于 $4℃$。

（4）对需使用微波炉解冻的食物，解冻后应立即烹煮，勿在室温下放置过久。

（5）剩菜应于 2 小时内冷藏，食用前需加热，并于 24 小时内吃完。

（6）只吃煮熟的食物，避免吃生食或烹煮不完全的食物。

（7）水果要削皮食用。饮用煮沸的水，避免饮用生水和瓶装水。

▮▶ 胃底静脉曲张时不能吃哪些食物？

（1）辛辣刺激性食物。要绝对禁酒，避免乙醇对受损肝脏的刺激与毒害，应以清淡饮食为宜。

（2）含防腐剂的食物。防腐剂、食物色素、添加剂等不利成分会加重肝脏的负担与损害，从而影响肝脏解毒和代谢功能，如罐头食品、方便面、香肠、熏制食品等。

（3）粗糙食物。粗糙、坚硬、干脆、带刺的食物应避免食用，以防饮食不当刺伤或划破曲张的静脉丛，进而引发消化道大出血。

（4）某些二十碳五烯酸含量高的食物，如沙丁鱼、秋刀鱼、金枪鱼等。二十碳五烯酸会使血小板凝聚作用减弱，容易引起出血危象。

▶ 介入治疗术中使用化学治疗药物后饮食需要注意什么?

（1）经化学治疗,患者的消化道和口腔都会出现一些不良反应,例如恶心、呕吐、食欲减退、舌苔厚腻等。一般这时候应选择理气和胃、化湿止呕的食物,例如生姜、柑橘、陈皮、白萝卜、山楂、薏苡仁、白扁豆、山药、大枣、牛奶、蜂蜜等。

（2）经化学治疗,患者的骨髓因为受到抑制,体内的白细胞会逐渐减少。这时候在饮食上可从健脾、益气养血和补肾填精三方面入手。多选择山药、扁豆、龙眼肉、大枣、花生仁、黑木耳、猪肝、甲鱼、猪骨、牛骨、羊骨等食物。

（3）经化学治疗,患者的肝脏不同程度地受到损害,主要表现为转氨酶及黄疸指数升高,肝区隐痛不适、腹胀、食欲缺乏。这时候应选择有清利湿热、疏肝利胆作用的食物来减轻对肝脏的损害,例如赤小豆、西瓜皮、枸杞、菊花、荸荠、山楂、甲鱼、冬瓜、丝瓜、番茄、芹菜等。

（4）经化学治疗,患者的心脏会有不同程度的损害,主要表现为心肌缺血、心律失常、慢性心肌病等,患者也时常会觉得胸闷、心慌、心悸、乏力等。这时候在饮食上应选择益气、养阴、宽胸理气、活血化瘀的食物。医生推荐食用葛根粉、大枣、百合、枸杞、柑橘、山楂、麦冬等食物。

▶ 介入治疗术中使用奥沙利铂后应该注意什么?

奥沙利铂有神经毒性反应,在化学治疗时禁用冷水洗脸、刷牙;在配制药液和输液时应避免接触铝制品,餐具也不要用铝制品;在用药时及用药后要适当保温,防止发生神经毒性反应。饮食上以清淡为主,忌食辛辣刺激性食物及生冷食物,包括生的蔬菜、冷饮(如冰茶、汽水、冰激凌等)和冷食(如冷饭、冷菜等)。

▶ 食管支架术后应该注意什么?

（1）食管支架置入术后不能进冷食、冷饮,以防止支架遇冷收缩、变

23

形而脱落。

（2）冷食除了可引起支架变形外，还可刺激食管狭窄段，引起食管痉挛，易产生恶心、呕吐、疼痛、胀麻等感觉。剧烈的呕吐可能导致支架位置移动，所以术后进食以温食为主。

（3）理论上，食管支架置入术后当天可进食，但大部分患者术后因为支架的刺激会出现恶心、呕吐、胸骨后疼痛等症状，特别是长度超过10cm的支架症状较重，且支架的压迫会使周围组织水肿，所以建议根据患者症状轻重禁食1~2天。

（4）初次进食以温热流食为主，如牛奶、肉汁、米汤等流质饮食，每次量宜少，100~200mL，少食多餐，逐步适应。如无严重的呕吐症状发生，4~5天后可进半流质食物，但仍须少食多餐，逐步向软饭和普通饮食过渡。

（5）进食时患者取坐位或半坐位，利用食物的重力和食管的蠕动，减少食物停留在食管腔的时间，以减轻不良反应。进食宜细嚼慢咽，切勿"狼吞虎咽"。

（6）每次进食后饮少许温水，冲洗食管内及支架上的食物残渣，防止食物在支架顶端淤积发炎和阻塞支架。

（7）忌粗纤维性食物，如韭菜、牛肉等；忌粗糙坚硬性食物，以防食物阻塞或划破支架覆膜；忌辛辣、油炸、咖啡、浓茶等刺激性食物和饮料，以防止胃酸分泌增多。

（8）饭后直立30分钟以上，避免体力劳动。睡眠时床头抬高15°~30°，以减少胃酸反流的机会。

▐▶ 腹腔引流管带管出院患者在家里应该注意什么？

定期更换敷料，观察引流的颜色、性质、量，监测体温，注意管路固定，高度要正确，每天更换引流袋，管路勿打折，保持通畅。

▐▶ 胸腔引流管带管出院患者应该注意什么？

（1）妥善固定引流管,避免脱落。如不慎脱出,立刻用纱布堵住穿刺点伤口,避免气胸。

（2）观察引流管颜色、量。

（3）定期更换敷料,观察穿刺点有无红肿、渗出。

（4）观察患者的憋气症状是否缓解。

▐▶ 食管支架置入术前可以正常饮食吗？

食管支架置入术术前晚餐正常饮食,晚上12点以后禁食、水。

▐▶ 胃肠营养管植入带管如何护理？

（1）在营养管内注入全流质食物前后要用温开水冲洗导管。

（2）避免患者剧烈呕吐,防止导管呕出。

（3）妥善固定导管,定期更换胶布。

（4）切勿将颗粒药物直接注入营养管内。

（5）给患者注入流质食物时,保持导管的密闭性,以免气体进入胃部而出现胃胀、呃逆的症状。

▐▶ 血管介入术后什么时间可以下床活动？

通常经股动脉入路的介入手术,在术后24小时给伤口换药,确认伤口无青紫、无疼痛等不适,确保患者生命体征平稳,在护士撤除心电监护后,方可下床活动,但禁止剧烈运动。

▐▶ 血管介入术后可以吃饭和饮水吗？

血管介入术后一般不需要禁食、水。如果术后需要禁食、水,会有护士或医生提前通知患者,如果没有医护人员通知患者禁食、水,且术后没有不适,即可正常吃饭、饮水,但要注意少食多餐,以免引起腹胀等不适。

▐▶ 血管介入术后术侧的腿能否活动？

血管介入术后压迫器加压6~8小时，在此期间进行手术的腿尽量减少活动，如必须活动，请保持术侧腹股沟勿弯曲。撤除压迫器后，可以左右翻身，但是翻身时术侧腿的腹股沟仍然不要弯曲。术后12小时才可以在床上自由翻身活动，但活动不要剧烈。转天护士给伤口换药后，若无异常即可下床活动。

▐▶ 血管介入术后为什么要吸氧？吸氧过程中有哪些注意事项？

血管介入术后局部组织缺氧，但患者没有任何不适感，低流量吸氧可保障局部组织的血氧含量，从而促进伤口愈合。吸氧过程中需要注意以下4个方面：

（1）不要随意调节氧气流量。

（2）吸氧过程中如有任何不适要及时告知医护人员。

（3）吸氧过程中如需喝水、吃饭，请暂停吸氧，防止呛咳或者腹胀。

（4）注意用氧安全，不要在病室内吸烟或者用火。

▐▶ 血管介入术后为什么要接心电监护？接心电监护期间应该注意什么？

血管介入术后接心电监护主要是为了监测生命体征，观察病情，及时发现异常，确保患者安全。接心电监护期间需要注意以下6个方面：

（1）不要自行移动或摘除电极片。

（2）避免在监护仪附近使用手机，以免干扰波形。

（3）如电极片周围皮肤出现痒痛等不适，要及时告知医护人员。

（4）在医护人员没有摘除心电监护时，不要离床活动。

（5）如果监护仪报警，请及时通知护士，不要自行触摸监护仪的电子屏幕。

（6）注意保护监护仪。

▶ 针对血管介入术中用的化学治疗药物，术后应该注意什么？

（1）血管介入术后可能出现骨髓抑制。监测血象，若白细胞低，应注意定时开窗通风，保持空气新鲜。减少家属探视，监测体温变化，以防感染。若血小板低，要注意减少活动以避免磕碰，用软毛刷刷牙，拔针后延长按压时间。如血色素低，要多吃枣、红肉、阿胶、花生等升血食物。

（2）胃肠道反应。血管介入术后可能会出现恶心、呕吐等症状，要保持空气新鲜，减少刺激，少食多餐，进食清淡易消化食物，多吃新鲜蔬果。

（3）血管介入术后多饮水，以促进化学治疗药物代谢。起床不可过急。

▶ 血管介入术后会有不适或并发症吗？

（1）疼痛。与血管介入术中用药、使用造影剂、局部组织缺血和水肿有关，可持续数小时或数天，患者不必过于担心。如果疼痛剧烈，医生会对症处理。

（2）体温升高。发热是由于病变组织坏死吸收导致的吸收热或者机体对血管介入术中应用的药物、栓塞剂的反应，不要过于担心，术后3~7天会恢复正常。

（3）胃肠道反应。可能会出现恶心、呕吐等不适，因为主要与血管介入术中应用的各种药物有关，所以术后应进清淡易消化的饮食。

▶ 栓塞术后为什么会发热？术后发热应该怎么办？

栓塞术后发热属于正常症状。发热是由于病变组织坏死产物吸收导致的吸收热或者机体对术中应用的药物、栓塞剂的反应，不要过于担心，术后3~7天会恢复正常。当然，也需要医生鉴别诊断以除外合并感染。

▐▐▶ 血管介入术后应该如何注意伤口？

血管介入术后如自觉伤口敷料潮湿或者被尿液污染时，请及时告诉医护人员换药。换药后要保持伤口敷料清洁、干燥。术后第2天早上，护士会将伤口处敷料揭掉，要保持伤口清洁干燥，勿沾水。

▐▐▶ 非血管介入术后应该如何注意伤口？

非血管介入术后伤口敷料要保持清洁、干燥，如自觉潮湿、有渗血、渗液或者被污染时，请及时告诉医护人员换药。术后如无异常则不需要换药。术后第2天护士为伤口揭帖，揭掉敷料后要保持伤口清洁、干燥，勿沾水。揭掉伤口敷料后2天，在伤口愈合良好的情况下可洗澡。

▐▐▶ 非血管介入术后可以坐着吗？

非血管介入术后要平卧位休息4~6小时。如果患者生命体征平稳，且没有其他不适，可采取半卧位或者坐在床上休息，但不能离床活动。在床上活动时动作一定要缓慢，防止伤口出血。

第四章

肝癌的介入治疗

▐▶ 原发性肝癌目前的发病情况如何？

原发性肝癌是我国常见的恶性肿瘤,多年居男性恶性肿瘤的第三位,女性恶性肿瘤的第四位,其死亡率居恶性肿瘤的第二位。我国的肝癌发病率呈上升趋势,每年新发患者数约为31万,占全球肝癌新发患者数的50%以上,每年因肝癌死亡的人数约为12万。

▐▶ 原发性肝癌分为哪几种类型？

从病理组织学上原发性肝癌可分为肝细胞性肝癌、胆管细胞性肝癌和二者混合型肝癌。临床上根据肿瘤形态分为巨块型、结节型和弥漫型。

▐▶ 原发性肝癌的发病原因有哪些？

（1）病毒性肝炎。与肝癌有关的肝炎病毒主要为乙型和丙型肝炎病毒（HBV、HCV）。

（2）黄曲霉毒素。由于我国南方的气候特点,黄曲霉毒素污染较为普遍,高污染区肝癌的发病率、死亡率显著高于其他地区。

（3）饮水污染。一些化学物质（如亚硝酸盐、二乙基亚硝胺、淡水藻毒素等）具有致癌作用。

（4）寄生虫。研究表明,中华分支睾吸虫刺激胆管上皮增生,可能导致胆管细胞癌。

（5）其他原因的肝硬化。如酒精肝、脂肪肝等。

▐▶ 原发性肝癌的症状有哪些？

（1）肝区疼痛是肝癌最常见的症状,侵犯膈肌时可放射至右肩或右背。

（2）食欲差是肝癌常见的消化道症状,可伴腹胀、恶心、呕吐或腹泻。

（3）乏力、消瘦是肝癌常见的全身症状。

（4）腹部包块,系明显增大的癌结节所致。

（5）发热,通常为不明原因的低热,由肿瘤坏死、合并感染或代谢产物所引起。

（6）黄疸、出血倾向、腹水等。

（7）伴癌综合征，即癌肿本身的代谢异常或癌组织对机体发生各种影响而引起的内分泌或代谢方面的综合征。常见的有低血糖、红细胞增多症、高钙血症、高胆固醇血症等。

▮▮▶ 原发性肝癌的治疗手段有哪些？

（1）外科治疗。早期可以手术切除、肝移植。

（2）肝动脉化疗栓塞（TACE）。此为中晚期肝癌最主要的治疗方法。

（3）局部物理治疗。射频、微波、氩氦刀、纳米刀。

（4）放射治疗。^{125}I粒子植入、γ刀、三维适形放射治疗、调强放射治疗。

（5）生物免疫治疗。目前，肝癌的靶向治疗是部分中晚期肝癌患者主要的治疗方法之一。免疫治疗是未来肝癌治疗效果提升的希望之一。

（6）中医中药治疗。此种治疗常用于肿瘤辅助治疗。

（7）化学治疗。肝癌不属于对化学治疗敏感的肿瘤，虽然目前中国批准了少数化学治疗药物或方案可以用于原发性肝癌，但是使用并不普遍，疗效欠理想。

▮▮▶ 如何制订原发性肝癌的治疗方案？

要根据具体病情采取不同治疗方法的综合治疗肝癌，主要根据以下几个因素来制订治疗方案：

（1）肝功能基本情况。

（2）肝脏肿瘤大小、位置、血供。

（3）肿瘤是否转移，是否侵犯血管、周围器官。

（4）门静脉主干有无癌栓。

▮▮▶ 原发性肝癌的预后如何？

肝癌患者的预后直接与确诊时的肿瘤分期有关。早期肝癌患者临床治愈率较高,5年生存率可达60%左右。但由于早期症状不明显,导致大多数患者就诊较晚,在确诊时往往已为中晚期。这部分患者只有10%~30%能接受根治性治疗,导致整体预后很差,一般平均存活时间只有6个月左右。

▮▶ 怎样定义早期肝癌?

早期肝癌的定义,目前国际上主要采用米兰标准:单个肿瘤直径≤5cm,或多发肿瘤少于3个且最大直径≤3cm,无大血管浸润,无淋巴结或肝外转移。

▮▶ 怎样早期发现原发性肝癌?

由于我国肝癌的发病主要与肝炎、肝硬化相关,因此,对于高危人群(包括乙型肝炎、丙型肝炎、肝硬化患者)来说,要定期(一般半年)检查肝功能、腹部B超、甲胎蛋白(AFP)。一旦发现异常,要做进一步检查(增强CT、MRI、超声引导下穿刺活检)以明确诊断。这样通常能够发现小肝癌(直径≤3cm),争取治疗时间,从而能够提高肝癌的整体治疗效果。

▮▶ 肝癌是怎么发展来的?

说到肝癌,不能不说的就是肝炎。在中国,平均每10个人就可能有1个人患有乙型肝炎。肝炎会发展为肝硬化,再由肝硬化发展为肝癌,这就是人们熟知并闻之色变的肝癌三部曲,即肝炎→肝硬化→肝癌。

▮▶ 乙型肝炎和丙型肝炎是否具有传染性?怎么传播?

乙型肝炎和丙型肝炎均有传染性。乙型肝炎主要通过血液和性接触传播,丙型肝炎主要通过血液传播。

▮▶ 什么是肝癌三部曲?

肝炎→肝硬化→肝癌,这是典型的肝癌三部曲。作为中间环节,肝硬化使肝脏从肝炎带来的可逆性损伤,逐渐转变为不可逆性损伤(如肝细胞坏死、再生、纤维化、肝内血管增殖、循环紊乱等)。如果肝损伤继续发展下去,就会形成我们在影像上可以检测到的肝硬化结节。若肝硬化结节继续发展,可转变为早期的肝癌结节,最后发展到严重的肝癌晚期阶段。

▐▶ 肝硬化在还没有发展为肝癌期间是否安全?

肝硬化使肝脏损伤从可逆性逐渐演变成不可逆性,接下来就会发生肝脏纤维化、硬化,肝脏会发生一些从组织学到血流动力学的改变。在这个阶段,很多患者会出现一些肝硬化的临床表现。常见的临床表现有门静脉高压、腹水、消化道出血等,每一项都可能危及生命。所以,很多肝病患者,最后都死于肝硬化所引起的并发症,而不一定死于肝癌。

▐▶ 从肝硬化发展到肝癌一般需要多长时间?

从肝硬化结节发展到肝癌结节,即从肝硬化阶段发展到肝癌阶段,是需要一定时间的。具体时间的长短与许多因素有关。一般来说,肝癌发生的危险性与肝硬化的严重程度是一致的,病毒相关性肝硬化(即肝炎引起的肝硬化)每年进展到肝癌的发生率约为3%,但存在明显的地域差异。欧洲发生率为1.5%~2%,亚洲发生率为3%~8%。肝硬化进展为肝癌还与其他因素有关,如乙型肝炎患者是否同时感染黄曲霉毒素、丙型肝炎患者是否合并饮酒、铁代谢障碍等。临床上我们经常可以遇到,有些肝硬化患者,由于配合医生医治,病情控制得比较好,甚至二三十年都停留在肝硬化阶段。

▐▶ 患了肝癌怎样治疗?

临床上大部分患者被确诊为肝癌时,已失去了外科手术的机会。在受到不良广告欺骗和病急乱投医的心态中,不少患者走了弯路,花了很多冤枉钱,却没有找到正确的治疗方法。其实,目前肝癌的治疗方案已经比较规范化,什么时期做什么治疗都有明确规定。比如,国际上通用的巴塞罗那分期,推荐早期肝癌的治疗方法主要有外科切除、介入射频或微波消融、肝移植,治愈率可达30%,5年生存率为50%～70%。中晚期患者首选的治疗方法是经肝动脉化疗栓塞术,也就是常说的介入治疗。临床上很多中晚期患者在介入治疗后3年的生存率也是较高的。

▐▶ 为什么临床上很多肝癌一发现就是中晚期?

临床上早期就被发现的肝癌只占很少一部分。很多患者发现肝癌时已到了中晚期。这是因为,肝癌患者在早期往往没有什么明显的临床症状,它不像阑尾炎、胆囊炎那样有很明显的疼痛,所以及时就医的概率大大降低,让很多患者错过了最佳治疗时机。

▐▶ 怎样预防肝癌?

我们已经了解到了肝癌的三部曲(肝炎→肝硬化→肝癌),那么预防首先就得从肝炎入手。肝炎患者患肝癌的风险较高, 尤其是乙型肝炎、丙型肝炎患者。一般来说,肝癌的发生是经过多因素共同作用、多阶段发展的过程。对于乙型肝炎患者来讲,如果肝炎反复发作,迁延不愈,则可能发生肝硬化。如果同时受到致癌因素的作用(如大量饮酒)则会进一步加重肝脏损害,很容易导致肝癌的发生。

▐▶ 既然肝炎患者容易发展到肝癌,那么需要多长时间复查1次?

肝炎患者是肝癌的高发人群, 但并不是所有肝炎患者都会发展为肝癌患者。很多患者可能一辈子都只停留在肝炎阶段,所以积极治疗肝炎是根本。肝炎治疗中最重要的一项是抗病毒治疗,但究竟选用何种抗病毒药物,还需要到正规医院经医生检查后才能确定。至于复查,因病情而异。

▮▶ 临床上常说的肝癌介入治疗指的是什么？

临床上常说的肝癌介入治疗指的是经肝动脉化疗栓塞术，即TACE，是目前临床应用最多的治疗方法。肝癌病造血供丰富，而且95%以上都是由肝动脉供血（正常肝脏由门静脉供血）。在向肿瘤供血血管注入化学治疗药物的同时进行栓塞治疗，直接把化学治疗药物灌注到肿瘤内，既能杀伤肿瘤细胞，又不会闭塞肿瘤血管。这样就可以使肿瘤的血管萎缩，令肿瘤没有营养来源，达到治疗的目的。这种治疗方法对肝癌患者来说是非常合理的。经血管肝癌的介入治疗临床常应用于中晚期肝癌患者、肿瘤靠近大血管无法手术的患者、年龄大不能耐受手术者。肝癌手术前进行TACE术，有利于降低肝癌术后的复发率。

▮▶ TACE具体是如何操作的？

TACE的具体操作是在X线影像引导下，局部麻醉后从外周动脉（通常为大腿根部）插入直径约1.6mm的微细导管至肝脏肿瘤供养动脉，直接注入抗肿瘤药物，然后堵塞肿瘤的血管，使肿瘤遭受化学毒性和缺血（缺氧）的双重打击。这种治疗方法对正常组织的影响很小。另外，术后抗癌药物经肝脏缓慢释放进体循环血液，具有持续低剂量化学治疗的效应。

▮▶ TACE术中、术后痛苦大不大？

因为是局部麻醉，所以在整个TACE过程中，患者都是清醒的，可以随时和手术医生交流，一般来说没有什么痛苦。术后在大腿根部会留下针眼大的创口，无须缝合，一般6～8小时后可下床活动。

▮▶ TACE术中使用化学治疗药物，会不会像一般癌症化学治疗那样痛苦？

答案是不会的。因为介入术中是直接将化学治疗药物注入肿瘤供血血管内，几乎不会损伤正常肝细胞，所以不会出现临床上一般化学治疗后的疼痛、脱发等反应。

▮▶ TACE术后会出现什么反应？如何预防？

一般来说，大部分患者TACE术后没有什么反应，但也有少数患者会出现疼痛、恶心、呕吐、发烧等症状。这主要与栓塞的部位、栓塞的药量及肝坏死情况有关。不过这些症状多数会在三四天内消失。

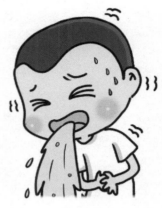

恶心，呕吐

▮▶ TACE对人体是否损伤很大？

一般TACE术后可能出现轻度的肝功能异常，主要是转氨酶升高，但是几天后会降至正常值。

▮▶ 患者在饮食上或其他方面应该注意什么？

TACE术后按正常饮食即可。对于肝癌的治疗及用药，现在国际上都是有标准可参考的，所以一定要遵医嘱服药，医院开什么药就服什么药，切不可胡乱相信广告，乱买补品及虚假抗癌药品。

▮▶ 肝癌是否还有其他可供选择的介入治疗方法？

除了TACE之外，根据患者自身的一般条件及肝癌的具体部位、大小、分期情况，介入治疗还有其他方式可以选择，如肝癌无水乙醇注射治疗、肝癌射频消融治疗、肝癌经皮微波消融治疗、肝癌氩氦刀冷冻治疗、放射性粒子植入治疗等，这些介入治疗都是微创治疗。

第五章

肺癌的介入治疗

▐▶ 肺癌目前的发病情况如何？

2022年的最新数据表明,肺癌在我国恶性肿瘤中的发病率占第一位，也是第一致死因素。在我国,肺癌已为恶性肿瘤死亡的第一杀手,预计到2025年我国肺癌年发病人数将达到100万。30年来肺癌死亡率飙升了465%,并且以每年26.9%的速度递增。目前,通过筛查肺癌高危人群(40岁以上、吸烟指数大于400支/年、戒烟不到15年),可发现80%的早期肺癌患者。建议高危人群每年做1次低剂量螺旋CT筛查。

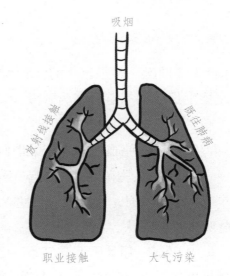

▐▶ 肺癌的发病原因是什么？

肺癌的发生是多种因素共同作用的结果,包括吸烟、职业接触(如石棉、放射线接触、大气污染、既往的肺病等),其中吸烟是目前公认的肺癌病因中最重要的因素。

▐▶ 肺癌如何分类？

1. 按照解剖部位分类

(1)中央型。肺癌发生在段支气管以上至主支气管。

(2)周围型。肺癌发生在段支气管以下。

2. 按照病理类型分类

(1)非小细胞肺癌(NSCLC)。非小细胞肺癌分为3个亚型,即腺癌、鳞癌、大细胞癌,其中腺癌最为常见。

（2）小细胞肺癌（SCLC）。小细胞肺癌与吸烟的关系最为密切，占所有肺癌的20%。

▶▶ 肺癌有哪些症状？

（1）咳嗽。最早出现的症状为咳嗽，癌灶生长在大气道时多为阵发性刺激性干咳。

（2）咯血。咯血时多为痰中带血。

（3）喘鸣、胸闷。肿瘤引起支气管狭窄或气道阻塞时，可出现局限性哮鸣音、呼吸困难等症状。

（4）发热。癌灶阻塞支气管导致分泌物排出受阻，引起继发感染，导致发热。

（5）食欲减退，体重下降。

（6）胸痛、吞咽困难、上肢和颜面部水肿等。

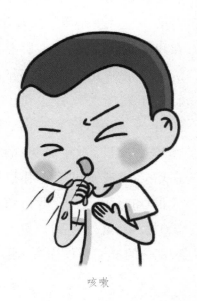

咳嗽

▶▶ 为什么肺癌会出现以上症状？

正常的组织器官中一旦出现一个新生物，就会产生两方面的影响，即对该器官的侵袭和对周围组织的压迫。肺癌对支气管和肺泡的侵袭会出现一系列呼吸系统症状，如咳嗽、咳痰、咯血、呼吸困难等。对周围组织的压迫也会产生不良影响，譬如压迫食管会产生吞咽困难，压迫下腔静脉会出现上肢及颜面部水肿，压迫颈交感神经会出现Horner综合征（包括上睑下垂、瞳孔缩小、眼球内陷、同侧面部无汗等症状）。

▶▶ 肺癌是如何诊断的？

对于具有临床症状的患者，常规进行胸部X线、胸部CT平扫+增强检查及肺癌肿瘤标志物的测定。如果高度怀疑患病可根据具体情况进行纤维支气管镜、经皮穿刺肺活检或开胸手术探查取活检以明确诊断。

▌▶ 哪些人群需要高度警惕肺癌？

（1）40岁以上，长期大量吸烟的男性。

（2）刺激性咳嗽2~3周而抗炎镇咳治疗无效者。

（3）近2~3周痰中带血且无其他基础疾病者。

（4）同一部位肺炎反复发作者。

（5）原因不明的四肢关节痛或杵状指（趾）者。

（6）进行性增多的血性胸腔积液者。

▌▶ 肺癌目前有哪些治疗手段？

对于非小细胞肺癌，目前仍以手术切除为首选治疗方式。对于不可切除的晚期患者，多采用放射治疗、化学治疗、分子靶向治疗、介入治疗等方法。小细胞肺癌属于全身性疾病，易发生远处转移，一般不采用手术治疗。目前临床上大多数患者在发现肺癌时已失去外科手术根治的机会，传统放射治疗、化学治疗的效果不甚理想，靶向治疗有待进一步研究，介入治疗应被视为肺癌综合治疗中值得选择的方法。

▌▶ 非小细胞肺癌目前有哪些介入治疗手段？

（1）支气管动脉灌注化疗及栓塞（BAI/BACE）。

（2）肺癌经皮消融治疗（PA）。

（3）放射性粒子（^{125}I）植入术（^{125}IRS）。

▌▶ 不可切除的非小细胞肺癌的介入治疗方式如何选择？

（1）治疗中央型和≥5cm的周围型肺癌，以BAI/BACE为主，可结合^{125}IRS。

（2）治疗3~5cm的周围型肺癌，以BAI/BACE为主，可结合PA或^{125}IRS。

（3）治疗≤3cm、有淋巴结转移的周围型肺癌，可采用BAI/BACE+

PA/^{125}I RS治疗。

（4）治疗≤3cm、无淋巴结转移的周围型肺癌，以PA为主，或以BAI/BACE+ ^{125}IRS为主。

▌▌▶ 哪些肺癌患者适合介入治疗？

（1）不愿做手术切除者。

（2）不能做手术切除者。

（3）手术切除前需要局部化学治疗者。

（4）虽有胸外转移，但不愿意全身化学治疗者。

▌▌▶ 哪些肺癌患者不适合介入治疗？

（1）严重的出血倾向或碘对比剂过敏者。

（2）肝、肾、心、肺功能明显异常或衰竭者。

（3）严重感染者。

（4）恶病质，无法耐受（配合）介入治疗者。

▌▌▶ 介入治疗前需要进行哪些常规检查？

（1）影像学检查。胸部正侧位X线片、CT平扫+增强及支气管动脉CTA，以明确病灶部位、大小及供血动脉的起源、走行及交通。

（2）病理及肿瘤标志物检查，可明确诊断。

（3）一般情况检查。介入治疗前应进行血常规、肝肾功能、凝血功能、尿便常规等检查，了解患者的一般情况。

▌▌▶ 介入治疗前需要进行哪些常规准备？

（1）穿刺治疗前进行严格的肠道准备，要空腹。

（2）备皮。介入治疗前一天要剃光治疗区域的体毛，如血管性治疗需要对会阴区进行备皮。

（3）特殊患者需要提前放置胃管。

▌▶ BAI/BACE有哪些基本操作步骤？

腹股沟备皮消毒,用1%的普鲁卡因或利多卡因局部麻醉。穿刺进入股动脉后引入导丝,经导丝引入导管鞘或直接插入导管。然后在透视监视下将导管引入支气管动脉,造影观察肿瘤染色及肿瘤供血动脉的分布情况,开始经供血动脉灌注化疗药物。对于肿瘤血供丰富、供血动脉较粗、有支气管动脉–肺动脉或肺静脉瘘、无脊髓营养动脉的患者,可进一步进行肿瘤供血动脉的栓塞治疗。

▌▶ 介入术后需要做哪些处理？

与肝癌介入术一样,穿刺点需要加压包扎,穿刺肢需要制动,监测并控制液体进出量,观察患者生命体征,对症处理术后不良反应即可,一般术后3~7天即可出院。

▌▶ 介入手术操作中是否有不良反应？

介入手术为微创操作,手术创面非常小,仅局部麻醉即可。在造影剂及化学治疗药物灌注过程中,患者可能会出现术区疼痛、恶心反胃、喉部发热、异味感、刺激性咳嗽等不良反应,但这些不良反应持续时间不长。

▌▶ BAI/BACE术后会出现特有的并发症吗？

除了介入手术基本操作可能出现的一些并发症外,支气管动脉灌注化疗及栓塞可能出现的最为严重的并发症是脊髓损伤,多发生于支气管动脉和肋间动脉共干时,但发生率不高。

第六章

胰腺癌的介入治疗

▮▶ 胰腺癌目前的发病情况如何？

胰腺癌是预后最差的肿瘤之一，其发病率不断上升。资料显示，近30年来胰腺癌发病率已上升7倍。在我国的多类癌症中，胰腺癌的发病率男女均为第七位，死亡率男女均为第六位。胰腺癌发病年龄在40岁以上者占80%，男性多见，75岁以上男性的发病率是普通人群的8~9倍，25岁以下者极少。癌肿多发于胰头部位，占70%~80%。胰腺癌可呈多中心播散，早期诊断困难，大多数患者出现症状时已出现转移或血管侵犯，丧失了手术机会。

▮▶ 胰腺癌的发病原因是什么？

胰腺癌的病因还不十分明确，目前认为吸烟、高脂饮食和体重指数超标可能是胰腺癌的主要危险因素。另外，糖尿病、过量饮酒、慢性胰腺炎等与胰腺癌的发生也有一定关系。

▮▶ 胰腺癌如何分类？

按组织类型胰腺癌分类如下：

（1）导管细胞癌（最多见，约占90%），如乳头状腺癌、管状腺癌、囊腺癌、鳞状上皮癌、腺鳞癌、黏液癌等。

（2）腺泡细胞癌。

（3）胰岛细胞癌。

（4）其他，如未分化癌、胰母细胞癌等。

▮▶ 胰腺癌患者有哪些症状？

（1）上腹部不适及隐痛是胰腺癌最常见的首发症状。

（2）全身皮肤黄染，也就是常说的黄疸。"无痛性黄疸"常被视为胰头癌的典型表现。

（3）持续性腰背部疼痛。

（4）上腹饱胀、胀气、食欲缺乏、全身乏力、消瘦等。

▎▶ 为什么胰腺癌患者会腰背部疼痛？

由于胰腺的位置特殊，胰腺肿瘤常侵犯腹腔神经丛，可出现持续性腰背部疼痛，严重时影响患者生存质量。

▎▶ 为什么胰腺癌患者会有比较严重的黄疸？

黄疸主要见于胰头癌患者。由于肿瘤不断长大，压迫胆道，导致胆汁无法排出，因此出现比较严重的黄疸。

▎▶ 为什么胰腺癌患者会严重消瘦？

（1）胰腺是人体重要的消化器官，一旦出现肿瘤会影响胰液的分泌，从而导致食物的营养无法正常吸收。

（2）胰头部的肿瘤压迫胆管，影响胆汁的分泌和肝脏功能，也影响营养物质的吸收和利用。

（3）长大的肿瘤挤压周围的胃肠道，影响进食。

（4）肿瘤本身消耗较大。

（5）胰腺癌患者腹痛和腰背部疼痛剧烈，影响患者的精神和休息。

▎▶ 如何早期诊断胰腺癌？

由于胰腺癌早期缺乏特异性症状，常表现为上腹部不适、腹痛、腹胀、食欲缺乏、乏力、消瘦，或者出现很快加深的无痛性黄疸，人们常常误认为是胃肠道疾病或肝胆疾病。如果进行了胃镜等相关检查，排除了胃肠道及肝胆疾病，就应该想到胰腺癌的可能。特别是对于一些高危人群（中老年人、长期吸烟者、肥胖者、糖尿病者、慢性胰腺炎患者），要进行腹部彩超及CT检查，以明确是否存在胰腺占位，并进行肿瘤标志物CA19-9的化验。若发现异常，则应进行超声引导下胰腺占位的穿刺活检来明确病变的性质，为早期治疗争取时间。

■▶ **胰腺癌目前有哪些治疗手段？**

（1）外科治疗。

（2）化学治疗。

（3）放射治疗。

（4）介入治疗近些年已开始应用于胰腺癌的治疗。

■▶ **胰腺癌的预后如何？**

由于胰腺的特殊解剖部位，致使胰腺癌早期症状隐匿，缺乏特异性，诊断十分困难。大约60%的胰腺癌患者在确定诊断时已发生远处转移，25%的患者为局部晚期，不能进行根治性切除术。又由于胰腺癌本身的生物学特点，其恶性程度高、进展快、转移早，而且目前尚缺乏有效的系统治疗手段，使胰腺癌预后较差，是公认的癌中之王。

不能进行手术切除的患者，中位生存期仅为6~9个月；能够手术切除的仅15%，中位生存期为15个月，5年生存率约为5%。

■▶ **胰腺癌患者目前常用的介入治疗手段有哪些？**

目前胰腺癌的治疗仍以手术、放射治疗、化学治疗为主，介入治疗手段属于姑息治疗及对胰腺癌并发症的治疗。

针对胰腺癌本身，目前主要的手段有动脉灌注化疗栓塞术、^{125}I粒子植入术及各种途径的经皮消融治疗，主要是氩氦刀冷冻治疗及纳米刀；针对胰腺癌引起的癌痛，可以对患者进行腹腔神经丛阻滞术；针对胰腺癌引起的梗阻性黄疸，可以进行经皮穿刺胆道引流术或胆道支架植入术。

■▶ **为什么介入治疗能够有效地减轻患者疼痛？**

胰腺癌患者腰背部的剧烈疼痛是由于肿瘤组织侵犯了腹腔神经丛，而介入治疗可以破坏胰腺后方的腹腔神经丛分支，从而控制这种顽固性疼痛。临床研究表明,通过选择性动脉灌注化疗、神经阻滞治疗、物理性消融治疗等介入治疗,有70%的患者疼痛明显减轻,减少了止痛药物用量甚至不用止痛药物。

▐▶ 哪些胰腺癌患者适合介入治疗?

（1）不愿意做手术切除者。

（2）手术不能切除者。

（3）患者一般情况尚可,预期生存期＞3个月者。

▐▶ 哪些胰腺癌患者不适合介入治疗?

（1）为晚期胰腺癌,多发转移,生存期预计＜3个月者。

（2）肝、肾、心、肺功能明显异常或衰竭者。

（3）恶病质,无法耐受、配合介入治疗者。

▐▶ 介入治疗前需要进行哪些常规检查?

（1）影像学检查。包括B超、CT、MRI。

（2）病理及肿瘤标志物检查。

（3）一般情况检查。介入治疗前应进行血常规、肝肾功能、凝血功能、尿便常规等检查,了解患者的一般情况。

▐▶ 介入治疗前为什么要进行影像学检查?

影像学检查有助于了解肿瘤的位置、大小、数目、边界是否清楚、血供情况、与周围组织器官（胃、肠道等）的毗邻关系、肝脏及腹膜后淋巴结有无转移。了解以上情况有助于制订具体的治疗计划,评价术后治疗效果。

▐▶ 介入治疗前为什么要进行穿刺活检?

病理诊断是诊断胰腺癌的金标准。若无特殊情况应进行影像引导下的穿刺活检,取得病理学支持,同时也能够排除胰腺良性病变。

▮▶ 介入治疗前化验肿瘤标志物CA19-9有什么意义?

肿瘤标志物CA19-9对胰腺癌有很高的特异性,胰腺癌患者的CA19-9检测值可以高出正常值10倍。术前检查有助于胰腺癌的诊断,更有助于术后的疗效评价。需要指出的是,单纯的CA19-9检测值增高并不能确诊为胰腺癌,因为胆道梗阻和胆系感染也可造成CA19-9检测值升高。

▮▶ 介入治疗前需要进行哪些常规准备?

(1)介入治疗前进行严格的肠道准备,要空腹。
(2)备皮。
(3)特殊患者需要提前放置胃管。
(4)治疗前影像学扫描定位。

▮▶ 经皮穿刺治疗胰腺癌前为什么要进行严格的肠道准备?

因胰腺与胃肠道关系密切,而肠道是空腔脏器,穿刺治疗过程中可能会穿过胃肠道造成穿孔,因此需要进行严格的肠道准备。术前禁食水,使肠道内容物排空。这样在治疗过程中就能避免损伤穿刺路径上的肠道,即便有穿刺损伤,也可最大限度地降低损伤程度。

▮▶ 经皮穿刺治疗胰腺癌前怎样进行肠道准备?

治疗前3天连续进食无渣、不产气、易消化饮食;治疗前一天晚上开始禁食水,口服泻药导泻;必要时口服肠道不易吸收的抗生素3天。

▮▶ 介入治疗胰腺癌前为什么要放置胃管?

因胰腺与胃关系密切,治疗过程中可经胃管注入凉的生理盐水,以免对胃造成损伤,同时也可降低消化液分泌对胰腺的影响。

▮▶ 胰腺癌供血动脉灌注化疗与栓塞治疗的基本过程是怎样的？

常规消毒、铺巾、局部麻醉后，经股动脉穿刺插管至腹腔动脉、肠系膜上行动脉造影，根据肿瘤位置及供血动脉情况决定是否插管至更深一级的靶动脉，进行造影、灌注化疗及栓塞治疗。

▮▶ 胰腺癌供血动脉灌注化疗与栓塞治疗术后应该注意什么？

（1）化疗栓塞术后常规护理。

（2）术后患者一般会出现疼痛、恶心、呕吐、发热等栓塞后综合征，需要根据症状进行对症处理。

（3）由于超选择插管灌注化疗及栓塞治疗术后容易导致胰腺炎，术后应该禁食1~3天，减轻进食给胰腺带来的负荷，避免胰腺炎的发生。

▮▶ 胰腺癌供血动脉灌注化疗及栓塞治疗术后为什么要禁食？

由于超选择插管灌注化疗及栓塞后，尤其是用碘化油混合化学治疗药物行胰背动脉或胰大动脉栓塞后容易发生胰腺炎，术后应该禁食1~3天，减轻因进食给胰腺带来的负荷，避免胰腺炎的发生。

▮▶ 介入治疗胰腺癌后如何进行疗效评价？

（1）影像学检查。可选用增强CT或MRI检查。

（2）检测肿瘤标志物CA19-9的水平。

（3）患者生存质量的评价。由于胰腺癌晚期容易侵犯腹腔神经丛，患者腰背部疼痛非常剧烈，而介入治疗（如消融治疗或除痛治疗）可以损毁受侵的神经丛，止痛效果很好，能够提高患者的生存质量。因此，可以通过对比介入治疗前后患者腰背部疼痛及腹痛变化的情况来评价介入治疗的效果。

▮▶ 介入治疗后化验肿瘤标志物CA19-9的水平有何意义？

对于相当一部分胰腺癌来说，CA19-9具有很高的特异性，其高低能够在一定程度上反映患者体内的肿瘤负荷。因此，介入治疗后1个月复查CA19-9的水平，与介入治疗前对比，能够间接对介入治疗效果进行评价。

▮▶ 介入治疗后还需进行其他治疗吗？

由于胰腺癌发病隐匿，诊断时大都进入晚期，已侵犯周围组织器官及远处转移，加之胰腺与胃肠道关系密切，介入治疗时很难做到超范围"切除"或完全消灭所有肿瘤细胞。因此，介入治疗后需与其他治疗手段（化学治疗、放射治疗、免疫治疗及分子靶向治疗）相结合，从而提高治疗效果，延长患者生存时间。

▮▶ 介入治疗胰腺癌后进行化学治疗有必要吗？

肿瘤是一种全身性疾病，加之胰腺癌治疗时大都出现远处转移。介入治疗作为一种局部的治疗手段，又由于各种原因的限制，不可能将所有肿瘤组织杀灭。而化学治疗作为一种全身治疗手段，能够弥补介入治疗的不足，可在一定程度上对残留灶、转移灶进行杀灭，提高整体的治疗效果，延长患者生存时间。

▮▶ 介入治疗胰腺癌后进行放射治疗有必要吗？

介入治疗能大范围杀灭肿瘤组织，但出于安全因素考虑，对于与周围重要器官（胃、肠）关系密切的肿瘤组织，就不能做到杀灭全部肿瘤细胞，而放射治疗不受此限制。因此，放射治疗与介入治疗联合，能够提高治疗效果。

▐▶ 介入治疗胰腺癌后进行免疫治疗和分子靶向治疗有必要吗？

免疫治疗和分子靶向治疗是目前肿瘤治疗领域的热点，并且无明显副作用，与传统治疗手段结合能够提高治疗效果，延长患者生存时间，提高患者生存质量。

▐▶ 胰腺癌患者应该如何进行复查？

对于临床上怀疑胰腺癌的患者，尚难与慢性胰腺炎、胰腺囊肿等疾病鉴别诊断，应密切进行CT/MRI、PET–CT 等影像学随访和CA19–9 等血清肿瘤标志物检查。推荐的复查时间为每2~3个月1次。

对于胰腺癌术后患者，术后第1年，每3个月随访1次；术后第2~3年，每3~6个月随访1次；之后每6个月进行1次全面检查，以便尽早发现肿瘤复发或转移。对于晚期或转移性胰腺癌患者，应至少每2~3个月随访1次。

第七章

食管癌的介入治疗

▮▶ 食管癌目前的发病情况如何？

中国是世界上食管癌发病率、死亡率较高的国家之一。其中河南、河北、山西等省部分地区的太行山脉一带是我国的食管癌高发区域。在我国高发地区，90%以上的食管癌为鳞状细胞癌，其发生与吸烟、营养元素缺乏、惯食烫食等因素有关。

▮▶ 食管癌的发病原因是什么？

食管癌的确切病因尚不明确，环境和某些致癌物质是重要的致病因素，包括吸烟、饮酒、亚硝胺类化合物、真菌毒素、食管损伤、食物刺激作用、营养不良、微量元素缺乏、遗传因素等。

▮▶ 食管癌如何分类？

食管癌的大体分型：早期食管癌（包括隐伏型、糜烂型、斑块型和乳头型）、中晚期食管癌（包括髓质型、蕈伞型、溃疡型、缩窄型和腔内型）。

▮▶ 食管癌有哪些症状？

食管癌的早期症状比较隐匿，当出现明显的进行性吞咽困难时往往已是疾病晚期。

（1）早期症状有咽下哽噎感、胸骨后或剑突下不适或疼痛、食物滞留感和异物感、咽干、紧缩感等。

（2）中晚期症状有进行性吞咽困难、食物反流、胸骨后或背部持续钝痛，以及其他压迫症状等。

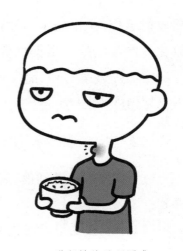

进行性的吞咽困难

▶ 食管癌会出现哪些压迫症状？

食管癌压迫喉返神经出现声音嘶哑，压迫膈神经会出现呃逆或膈神经麻痹，压迫气管或支气管可出现气急或干咳，压迫颈交感神经节会出现Horner综合征。

▶ 食管癌的诊断方法有哪些？如何确诊？

（1）X线钡餐造影。对于显示病变部位及病变长度具有重要意义。

（2）CT检查。对于显示食管与邻近器官和组织的关系具有重要意义。

（3）食管腔内超声检查。主要价值在于判断食管肿瘤的浸润深度和范围。

（4）食管脱落细胞学检查。主要用于大面积普查。

（5）内镜检查。内镜检查比较可靠，镜下取活检可确诊。

▶ 食管癌目前有哪些治疗手段？

目前治疗食管癌的方法主要有手术治疗、放射治疗和综合治疗（术前放射治疗+手术或术前放化疗+手术，手术+术后放射治疗，非手术的放化疗同步治疗）。根据病变分期、病灶部位、年龄大小、一般身体状态等决定治疗方案。介入治疗包括选择性食管动脉灌注化疗栓塞术、食管内支架植入术等。

▶ 选择性食管动脉灌注化疗适用于哪些人群？

（1）病理检查已确诊，癌灶局限于一个动脉供血段，无明显远处转移者。

（2）不能接受手术或化学治疗者。

（3）手术后局部癌灶残留，以及手术、放射治疗后局部复发者。

（4）70岁以下且无明显高血压和心脏疾病者。

▮▶ 选择性食管动脉灌注化疗不适用于哪些人群？

（1）严重的出血倾向或碘对比剂过敏者。

（2）肝、肾、心、肺功能明显异常或衰竭者。

（3）食管有出血、穿孔倾向者。

（4）恶病质，无法耐受、配合介入治疗的患者。

（5）严重感染患者。

▮▶ 选择性食管动脉灌注化疗如何操作？

一般步骤：消毒、局部麻醉后，穿刺股动脉。针尾喷血后引入导丝，送入动脉鞘，插入导管，在电视透视监视下进行选择性食管动脉插管和血管造影术。在肿瘤相应节段的食管动脉寻找供血支，找到开口后造影显示肿瘤染色和供血动脉的分布情况，经导管灌注化学治疗药物，完成灌注后退出导管，加压包扎。

▮▶ 食管支架植入术适用于哪些人群？

（1）食管癌占位引起的食管管腔狭窄、梗阻导致吞咽困难或无法进食者。

（2）食管旁恶性肿瘤、转移性淋巴结及其他恶性病变压迫导致吞咽困难或无法进食者。

（3）食管癌术后瘢痕挛缩或肿瘤复发引起吻合口狭窄导致吞咽困难或无法进食者。

（4）食管癌病变段出现溃疡、有穿孔迹象者。

（5）食管癌或食管旁恶性肿瘤引起食管穿孔导致食管气管瘘、食管纵隔瘘及食管胸腔瘘者。

（6）食管癌或食管旁恶性肿瘤因放射治疗或其他原因引起食管狭窄或食管瘘（食管气管瘘、食管纵隔瘘及食管胸腔瘘）者。

▐▶ 食管支架植入术不适用于哪些人群？

（1）CT或其他检查提示食管或食管旁恶性肿瘤已经严重影响气管者。

（2）食管癌或食管旁恶性肿瘤虽已引起管腔狭窄，但尚未出现吞咽困难且食管病变段未出现溃疡，没有导致食管瘘的迹象者；食管狭窄近段食管腔无明显扩张或食物淤积，暂不宜置入支架，但需随访观察者。

（3）下述情况应作为置入食管支架的相对禁忌证：①严重出血倾向、严重凝血功能障碍、严重的肺动脉高压等；②严重的上腔静脉阻塞综合征；③疑有主动脉瘤；④全身情况极度衰竭。

▐▶ 食管支架植入术基本操作步骤有哪些？

吞服利多卡因胶浆进行咽喉部表面麻醉，吞入少量水溶性碘对比剂，观察狭窄段开口及狭窄段近端情况，选择定位参考标记。在X线监视下经口插（吞）入超滑导丝，可直接插送或引入导管，依靠导管的支撑和旋转调整将超滑导丝经狭窄间隙输送过病变狭窄段，也可借助胃镜将导丝插送过狭窄段。对狭窄程度严重者可由导丝引入球囊导管进行预扩张成形，再由导丝引入支架输送器使支架越过狭窄段定位标记，缓慢释放并使支架近端置于狭窄段上方。若支架在狭窄段不能有效扩撑，则可经导丝引入球囊导管至支架狭窄部分进行扩张塑型。

▐▶ 什么是食管粒子支架？

近几年研究发现，^{125}I粒子支架应用于不手术切除的食管癌患者，取得了较单纯食管支架更好的治疗效果。^{125}I粒子支架不仅可以扩开食管肿瘤导致的狭窄处，让患者能够进食，还可以对支架周围癌肿进行放射治疗，一举两得。

第八章

胃癌的介入治疗

胃癌目前的发病情况如何？

我国的胃癌新发病例在全世界男性、女性中分别排名第四、第五位,死亡病例在全世界男性、女性中分别排名第三、第五位。在全世界范围内,东亚地区胃癌发病率最高。我国胃癌发病率、死亡率由高到低依次为中部、东部、西部地区。不良饮食结构、不健康的饮食习惯、慢性幽门螺旋杆菌感染可能是导致胃癌高发的危险因素。

胃癌的发病原因有哪些？

（1）环境、饮食等生活因素。如吸烟、饮酒过度、长期食用带有硝酸盐或亚硝酸盐的食物、长期食用霉变或熏烤食物等。

（2）幽门螺杆菌（Hp）或EB病毒感染。

（3）遗传因素。

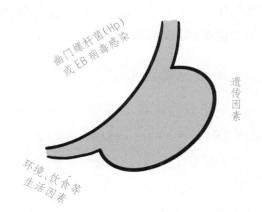

胃癌如何分类？

（1）早期胃癌。包括隆起型（息肉型）、表浅型和凹陷型。

（2）进展期胃癌。包括蕈伞型（结节型）、溃疡局限型、溃疡浸润型和弥散浸润型。

什么是早期胃癌？

胃壁组织由内至外大体可分为四层,即黏膜层、黏膜下层、肌层和浆膜层。当癌细胞仅仅局限于胃壁的黏膜层和黏膜下层,未累及肌层或浆膜层时,不论病灶的大小和是否出现淋巴结转移,都称为早期胃癌。

❚❚▶ 什么是胃癌癌前状态？

胃癌发生之前，一般已有基础疾病，也就是说癌细胞是在原有病理变化的基础上生长的。这种原有的病理变化，称为癌前状态。癌前状态包括慢性萎缩性胃炎、胃溃疡、胃息肉、胃大部切除术后残胃、胃黏膜肥厚、胃组织异型增生、肠上皮化生等。

❚❚▶ 通常说的"皮革胃"是指哪种类型的胃癌？

胃癌的生长方向并不是向胃腔内突出，而是向黏膜下层、肌层、浆膜层浸润。最终使得胃黏膜皱襞消失，胃腔缩小，胃壁全层增厚、变硬，坚如皮革，故而得名"皮革胃"。

❚❚▶ 胃癌有哪些症状？

早期胃癌症状不明显，仅出现恶心、呕吐等症状。进展期胃癌最常见的症状是上腹痛，老年人痛觉迟钝，多自述腹胀。腹痛可伴有食欲减退、食欲缺乏、消瘦等表现，并且可呈进行性加重。

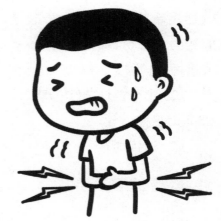

腹痛

❚❚▶ 胃癌是如何诊断的？

胃镜+活检诊断可用于胃癌的确诊；X线钡餐检查可以清楚地显示黏膜结构，有利于发现微小病变；CT和MRI三维重建仿真内镜可用于判断胃癌大小、范围、深度、与周围脏器的关系及淋巴结情况；超声内镜可探查到胃壁各层的肿瘤浸润情况。

❚❚▶ 胃癌目前有哪些治疗手段？

（1）手术切除是目前能治愈胃癌的方法。

（2）内镜下黏膜切除可用于早期胃癌的治疗。

（3）新辅助化疗主要用于无法手术切除且有远处转移的晚期胃癌。

（4）胃癌对放射治疗的敏感性差，一般效果不佳，不单独使用。

（5）分子靶向治疗。

（6）介入治疗。

经动脉灌注化疗及栓塞治疗适用于哪些胃癌患者？

（1）进展期胃癌手术切除前的患者。

（2）进展期胃癌手术切除后的患者。

（3）不能手术切除的胃癌患者。

经动脉灌注化疗及栓塞治疗不适用于哪些胃癌患者？

经动脉灌注化疗及栓塞治疗不适用于胃癌伴有对比剂过敏者、严重器官衰竭者、严重感染者、严重凝血功能障碍者或发生严重腹腔及全身多脏器转移者或巨大癌性溃疡易出血者。

除常规术前准备外，经动脉灌注化疗及栓塞治疗及术前还需要做哪些特殊准备？

术前1小时可口服甲氧氯普胺10mg，以减轻胃肠道反应；常规使用山莨菪碱，以减轻药物对胃壁和血管壁的刺激。

经动脉灌注化疗及栓塞治疗有哪些基本操作步骤？

一般选择右大腿股动脉穿刺，穿刺点备皮、消毒、铺巾、局部麻醉，穿刺成功后，经导丝引入动脉鞘和导管，在电视监视下，进行选择性腹腔动脉干插管，造影确认肿瘤供血动脉后，将导管超选择到靶血管，开始灌注化学治疗药物。

▮▶ 介入治疗术后需要做哪些处理?

除常规处理外, 患者术后应禁食48~72小时,1周内予以流质饮食,静脉内补充脂肪乳、氨基酸等营养物质,此外还需要应用抑酸剂以预防应激性溃疡。

▮▶ 介入治疗术后会出现特有的并发症吗?

除一般血管造影操作与对比剂所致并发症外,还可见消化道出血、化学性胃炎、皮肤色素沉着等并发症。

第九章

乳腺癌的介入治疗

▉▶ 乳腺癌目前的发病情况如何？

在发达国家和发展中国家,女性乳腺癌的发病率均排名第一;女性乳腺癌死亡率在发达国家排名第二,在发展中国家排名第一。我国东部地区的乳腺癌发病率较高,这与东部地区城镇化进程较快有关。城镇居民生活方式的不断西化、肥胖率的普遍升高、生育率的相对下降都是导致城镇地区乳腺癌发病率不断升高的危险因素。

▉▶ 男性会得乳腺癌吗？

答案是肯定的,但男性乳腺癌患者仅占所有乳腺癌患者的1%。

▉▶ 乳腺癌的发病原因有哪些？

乳腺癌的病因尚不完全清楚, 发病的相关因素主要包括以下几个方面：

（1）年龄。乳腺癌在小于20岁的人群中少见,在大于20岁的人群中发病率随年龄的增长而上升。

（2）遗传因素。一级亲属患乳腺癌的发病率是正常人群的2~3倍,特别是双侧乳腺癌与绝经前乳腺癌患者的一级亲属, 发生乳腺癌的危险性是正常人群的9倍。

（3）内分泌因素。乳腺癌的发生与机体暴露于高雌激素内环境的时间长短直接相关, 发生乳腺癌的危险性随着初产年龄（第一次足月产）的推迟而逐渐升高, 初产年龄高于35岁者的危险性高于无生育史者,且产次多为保护性因素。

（4）肥胖为危险因素。

（5）外源性因素。主要包括脂肪饮食、放射线接触,以及吸烟、饮酒等不良

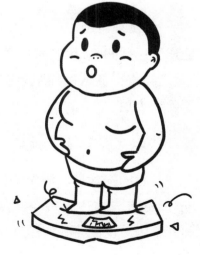

生活习惯。

▌▶ 乳腺癌如何分类？

乳腺癌按病理学分类如下：

（1）非浸润性癌（癌组织未突破基底膜），包括导管内癌和小叶原位癌。

（2）早期浸润性癌，包括导管癌早期浸润、小叶癌早期浸润。

（3）浸润性特殊性癌，包括乳头状癌、髓样癌伴大量淋巴细胞浸润、小管癌、腺样囊性癌、黏液腺癌、鳞状细胞癌。

（4）浸润性非特殊型癌，包括浸润性小叶癌、浸润性导管癌、硬癌、髓样癌、单纯癌、腺癌、大汗腺样癌。

▌▶ 乳腺癌有哪些症状？

（1）无痛性肿块，临床最常见。

（2）乳腺皮肤改变，乳房表面皮肤红肿、水肿、溃疡、"酒窝征""橘皮样变"等，乳头可出现脱屑、糜烂、回缩、固定等。

（3）乳头溢液。非妊娠期的乳头分泌无色、乳白色、棕色或血性液体。

▌▶ 什么是"酒窝征""橘皮样变"？

"酒窝征"：肿瘤组织侵犯Cooper韧带导致其缩短，向下牵拉皮肤，引起皮肤局部凹陷，状如"酒窝"。

"橘皮样变"：癌细胞阻塞皮下淋巴管引起皮肤水肿，形似橘皮，属于晚期表现。

▌▶ 什么是乳腺Paget病？

乳腺Paget病即乳腺湿疹样癌，是乳腺癌的一种特殊类型。1874年，Sip Paget首先描述此病，因而命名为乳腺Paget病。其临床特征是在乳头和乳晕区出现慢性湿疹样改变。

▮▶ 乳腺癌是如何诊断的？

大多数乳腺癌是患者自己触摸乳房时发现硬块,去医院就诊时通过多种检查最终确诊的。临床上用到的检查手段主要有钼靶检查(X线)、超声检查、乳腺癌肿瘤标志物检查,但确诊必须通过活组织检查。

▮▶ 患者如何正确对自己进行乳房触诊？

指导女性以正确的方式定期乳房自我检查,对早期发现、早期诊断、早期治疗乳腺癌具有重要意义。以手掌在乳房上依内上、外上、外下、内下、中央(乳头、乳晕)的顺序轻轻扪按乳房,查看双侧乳房是否对称,是否触及硬块。忌用手指抓捏乳房,以免把正常腺体组织误认为乳房肿块。除乳房之外,患者还需时常触摸双侧腋窝淋巴结、锁骨上淋巴结等,判断是否肿大,如发现问题应及时就医。乳腺癌50%起源于乳房外上象限。

▮▶ 什么是乳腺钼靶检查？

乳腺钼靶检查是一种低剂量乳腺X线拍摄乳房的技术。它能清晰显示乳腺各层组织,可以发现乳腺增生、各种良恶性肿瘤及乳腺组织结构紊乱,可观察到小于0.1mm的微小钙化点及钙化簇,是目前早期发现、诊断乳腺癌最有效和可靠的方式。

▮▶ 乳腺癌目前有哪些治疗手段？

早期乳腺癌治疗以手术切除辅以放化疗、内分泌治疗为主,晚期乳腺癌则以化学治疗、放射治疗、内分泌治疗等综合治疗为主。对于肿瘤细胞药物敏感者,在对具有明确供血动脉的血管丰富型乳腺癌进行治疗时,同样的化学治疗药物和剂量,动脉内灌注化疗与全身化学治疗相比,具有较好的疗效和较少的不良反应。

▶ 动脉内灌注化疗适用于哪些乳腺癌患者?

（1）晚期乳腺癌的局部治疗或术前辅助降期治疗者。

（2）复发乳腺癌的局部治疗者。

（3）不能承受大剂量全身静脉化学治疗或局部病灶化学治疗无效者。

▶ 动脉内灌注化疗不适用于哪些乳腺癌患者?

严重的凝血功能障碍、碘对比剂过敏、严重的器官衰竭等患者不适于做动脉内灌注化疗。

▶ 乳腺的供血动脉有哪些?

乳腺的血液供应主要来自胸廓内动脉和腋动脉的分支。前者为锁骨下动脉的一个分支,后者参与供血的有胸肩峰动脉、胸廓外侧动脉、胸背动脉等。一般来说,乳腺外侧部、腋窝和锁骨上窝淋巴结主要由腋动脉的分支(如胸廓外动脉等)供血,而乳腺内侧和胸骨旁淋巴结多由胸廓内动脉供血。

▶ 动脉内灌注化疗的基本操作步骤是怎样的?

首先,常规消毒手术操作区域,穿刺插管部位局部麻醉,然后采用Seldinger技术穿刺插管。导管进入锁骨下动脉后,头端向下向前推进可很容易进入胸廓内动脉,可使用导丝引导进行超选择插管。腋动脉分支的插管需先进行腋动脉造影,找到供血动脉后再进行超选择插入导管。如果仅在锁骨下动脉或腋动脉灌注化疗,导管应置于胸廓内动脉或腋动脉供血支开口的近心端。

▶ 什么是经皮导管药盒系统植入术?

对不能手术和复发性乳腺癌,可经皮植入导管药盒系统进行持续或间断灌注化疗。多采用经腋动脉途径穿刺插管,导管选择性地插入胸廓内动脉或锁骨下动脉内，另一端经皮下隧道与药盒连接后埋置于前胸浅筋膜下。

▎▶ 介入手术后产生的并发症与哪些因素有关？

乳腺癌介入化疗产生的并发症主要与对比剂、穿刺、插管、灌注化疗药物、栓塞等有关。

▎▶ 乳腺癌能做消融治疗吗？

消融治疗作为微创的实体瘤治疗措施在临床应用中范围越来越广泛。对乳腺结节的消融治疗目前也是方兴未艾。未来局部的经皮穿刺消融治疗必将成为部分乳腺肿瘤患者的主要治疗手段。

第十章 ◀‖

肾癌的介入治疗

▋▶ 肾癌目前的发病情况如何？

肾细胞癌是起源于肾实质泌尿小管上皮系统的恶性肿瘤，又称肾腺癌，简称肾癌，占肾脏恶性肿瘤的80%～90%。肾癌包括起源于泌尿小管不同部位的各种肾细胞癌亚型，但不包括源于肾盂尿路上皮系统的肿瘤。肾癌占成人恶性肿瘤的2%～3%，其中发达国家发病率高于发展中国家。我国各地区肾癌的发病率及死亡率差异较大，2009年肾癌的发病率为1.46/10万。男女发病率比例约为1.83:1，高发年龄为50~70岁。

▋▶ 肾癌的发病与哪些因素有关？

肾癌病因不明。目前认为，肾癌的发病与遗传、吸烟、肥胖、高血压、抗高血压治疗等有关。其中，遗传性肾癌或家族性肾癌占肾癌总数的2%~4%，多数家族性肾癌的发病年龄比较早，趋于多病灶和双侧性。非遗传因素引起的肾癌称为散发性肾癌。大量前瞻性观察发现，吸烟与肾癌发病呈正相关。吸烟者发生肾癌的相对危险因素（RR）为2，吸烟30年以上、吸无过滤嘴香烟的人患肾癌的风险升高。发表在2000年11月2日出版的《新英格兰医学杂志》上的一项前瞻性研究表明，高体重指数（BMI）和高血压是与男性肾癌发病风险升高相关的两个独立因素。在职业方面，有报道称接触金属的工人、报业印刷工人、焦炭工人、干洗业从业者和石油化工产品工作者的肾癌发病和死亡风险比其他人要高。不吸烟及避免肥胖是预防肾癌的重要方法。

▋▶ 肾癌有哪些种类？

1997年，WHO根据肿瘤细胞起源、基因改变等特点制定了肾实质上皮性肿瘤分类标准。2004年，WHO对该分类进行了修改，并得到广泛应用，主要分为肾透明细胞癌、肾乳头状腺癌、肾嫌色细胞癌及未分类肾细胞癌4个分型。在组织学分期方面，推荐采用将肾癌分为高分化、中分化、低分化的分级标准。

▋▶ 肾癌的临床表现有哪些？

肾癌患者典型的临床症状是血尿、腰痛、腹部包块，即所谓的"肾癌三联征"。但这时候往往已是晚期肾癌，占肾癌患者的将近10%。而有些患者甚至是因为转移至别处产生症状才发现肾癌，如骨转移所致骨痛、肺转移所致持续性咳嗽等，这部分患者占肾癌患者的30%左右。但随着体检意识的增强，偶然发现的无症状肾癌（又称偶发癌）的概率逐渐增加，约占50%以上。在有症状的肾癌患者中，10%~40%会出现高血压、贫血、体重减轻、恶病质、发热、红细胞增多症、肝功能异常、高钙血症、高血糖、血沉增快、神经肌肉病变、淀粉样变性、溢乳症、凝血机制异常等改变，统称为副瘤综合征。

▋▶ 如何诊断肾癌？

肾癌的临床诊断主要依靠影像学检查。推荐必须进行的影像学检查包括腹部B超、腹部CT平扫+增强、胸部CT平扫，这些是诊断及术前临床分期的主要依据。如果影像学上已发现肾肿瘤，是否需常规进行骨扫描？答案是不需要。但如出现以下情况建议进行骨扫描：有相应骨症状的患者；碱性磷酸酶升高的患者；出现淋巴结转移或肿瘤侵及肾静脉的患者。如果影像学上发现肾肿瘤，需要进行病理诊断。病理可以通过外科手术和穿刺活检完成，病理检查是诊断肾肿瘤的金标准。如果出现头痛或相应神经系统症状，建议进行头部MRI或CT扫描。

▋▶ 肾肿瘤能穿刺活检吗？

如果发现了肾肿瘤，但是影像学检查不能明确良恶性质，患者暂时又不想进行手术，那么可以进行肾肿瘤穿刺活检吗？操作安全吗？穿刺会引起种植转移吗？这些都是患者及家属常担心的问题。进行肾穿刺活检常见于以下情况：对于小的肾肿瘤暂不手术，但患者希望进行密切监测;在进行消融治疗前明确病理诊断;在进行靶向治疗或放化疗前明确病理诊断。穿刺一般在超声或CT引导下进行,一般需穿刺两针。肾肿瘤的穿刺活检具有极高的特异性和敏感性。肾肿瘤穿刺活检常见的并发症包括肾周血肿或肾包膜下血肿,都具有自愈性,无须特别处理。现有数据表明,肾肿瘤穿刺活检发生种植转移的概率极低。因此,肾肿瘤穿刺活检对于不准备进行手术治疗的患者的术前明确诊断具有较好的临床意义。

▮▶ 肾癌是怎样进行临床分期的?

目前,广泛应用的肾癌分期是2010年AJCC的TNM分期。肿瘤局限于肾脏且最大径不超过7cm为T1期,其中<4cm为T1a期,即我们俗称的早期小肾癌;肿瘤局限于肾脏但最大径超过7cm者,为T2期;如果肿瘤侵及肾静脉或除同侧肾上腺外的肾周围组织,但未超过肾周筋膜,为T3期;肿瘤侵透肾周筋膜,包括侵及邻近肿瘤的同侧肾上腺,为T4期。没有区域淋巴结转移为N0,如果出现了区域淋巴结转移为N1。无远处转移为M0,有远处转移为M1。

▮▶ 肾癌的临床分期有何意义?

TNM分期为T1~2N0M0的肾癌,称为局限性肾癌;有区域淋巴结转移,T分期又未超过T3,称为局部进展期肾癌;T4期或者有远处转移则是转移性肾癌。临床分期直接决定了治疗方式。局限性肾癌和局部进展期肾癌均首选外科手术治疗(后面将具体介绍手术方式),对于转移性肾癌应采取综合治疗,即手术治疗联合药物治疗。

▮▶ 肾癌都向哪些部位转移?

在转移性肾癌患者中,转移的位置发生率从高至低依次为肺、骨、肝、肾上腺、皮肤、脑,其中超过10%为多脏器转移。

▮▶ 肾癌能根治吗？

肾癌根治术是公认的可能治愈肾癌的方法。对于临床分期不适合肾部分切除的T1期肾癌患者及T2期的局限性肾癌患者,肾癌根治术是首选的治疗方法。肾癌根治术包括开放手术、腹腔镜手术、单孔腹腔镜手术、机器人腹腔镜手术,局部复发率仅为1%左右。国外数据显示,没有明确证据提示肾癌患者进行区域或广泛性淋巴结切除术能提高患者的总生存时间,因此,不推荐对局限性肾癌患者进行区域或扩大淋巴结清扫术。

▮▶ 消融手术适合哪些肾癌患者？

对于不适合手术的小肾癌患者,可以采用射频、冷冻、高强度聚焦超声等局部消融治疗。以下患者可以选择消融手术:不适合开放手术、需尽可能保留肾单位的患者;有严重并发症、肾功能不全的患者;遗传性肾癌、双肾肾癌、肿瘤最大径<4cm且位于肾周边的患者。根据最新的AVA2017指南,对于小肾癌的治疗要告知患者消融术的可行性。对T1a期或是直径小于3cm的肾癌,应考虑消融治疗作为手术的替代方案。

▮▶ 肾癌的术后免疫治疗有效吗？

肾癌主要依靠手术治疗,对放射治疗、化学治疗几乎都不敏感,而对于分期较晚或者已经发生转移的肾癌患者,术后可以进行免疫治疗。20世纪90年代起,中、高剂量IFN-α和(或)IL-2一直作为转移性肾癌标准的一线治疗方案。但是对于转移性肾癌,数据显示,细胞因子治疗的客观反应率仅为5%～27%,中位无进展生存期仅为3～5个月,疗效并不尽如人意。而较多的临床研究证实,与安慰剂相比900万单位以上的中、高剂量IFN-α治疗转移性肾癌患者,可延长疾病无进展生存期1倍以上,特别是对那些低、中危肾透明细胞癌患者,其临床效果更好。国外研究显示,贝伐单抗联合IFN-α较单用IFN-α有更好的效果和疾病无进展生存期。但总体来说，肾癌免疫治疗的客观反应性不高，在使用时应客观地向患者家属说明其治疗效果的局限性。

▮▶ 靶向药物治疗肾癌有效吗？

近年来，国内外研究均表明，与免疫治疗相比，分子靶向药物治疗能显著提高转移性肾癌的客观反应性，延长疾病无进展生存期和总生存期。因此，从2006年起，美国国立综合癌症网络（NCCN）、欧洲泌尿外科协会（EAU）将分子靶向药物作为转移性肾癌的一、二线治疗用药。这些分子靶向药物中，一线用药主要包括索拉非尼和舒尼替尼。索拉非尼是一种多效激酶抑制剂，具有拮抗丝氨酸或苏氨酸激酶的作用，如Raf，VEGFR-2、3，c-KIT的活性。2006年4月至2007年8月，通过开放、多中心、非对照临床研究，对索拉非尼治疗的中国晚期肾细胞癌患者进行了安全性及疗效分析。结果显示，疾病控制率高达84%，中位疾病无进展时间为9.6个月。副作用包括手足皮肤反应、高血压、腹泻、白细胞减少、高尿酸血症等，同期疾病控制率与国外Ⅲ期研究结果一致。推荐的索拉非尼用药剂量为400mg，每日2次。

舒尼替尼是一种羟吲哚酪氨酸激酶抑制剂，选择性抑制PDGFR-α、PDGFR-β、VEGFR-1、VEGFR-2、VEGFR-3、KIT等，具有抗肿瘤和抗血管发生活性。国外有关舒尼替尼治疗晚期肾细胞癌疗效的研究显示，其疾病控制率为87%。国内研究显示，接受舒尼替尼治疗的晚期肾癌患者，其中位疾病无进展生存期为14.2个月，中位总体生存期为30.7个月，客观缓解率为30%。常见的不良反应为手足综合征、乏力、白细胞减少、高血压、血小板减少、贫血等。

▮▶ 肾癌如何做冷冻治疗？

权威数据提示，20%的影像学上恶性表现的早期小肾癌（T1a）病理结果为良性。因此，对于早期肾癌，业内专家已就其治疗的最终目标达成共识，包括肿瘤特异性生存、肾功能的保护、减少治疗相关死亡率，以及患者的术后生存质量。依赖于基础的肾功能状态,但热缺血时间超过30分钟,可能造成肾脏的不可逆缺血后损伤,已经成为泌尿外科医生都在遵循的标准。因此,无须血管阻断、微创、对肾功能影响极小的原位肿瘤冷冻消融的应用逐渐得到拓展,尤其是冷冻消融术。20世纪90年代,根据物理学Joule-Thompson原理应用氩气和氦气(俗称"氩氦刀")标志着现代冷冻技术的开始,细冷冻"刀头"使直接经皮穿刺成为可能。可采用局部麻醉在B超或CT引导下肾癌冷冻消融术,均采用降温、复温两循环,用时30分钟。

肾肿瘤冷冻消融术风险小、恢复快,为一般情况差、并发症多、孤立肾肿瘤、畏惧切除性手术等的部分肾肿瘤患者提供了理想的保肾治疗选择。

▐▶ 肾癌消融术后需要哪些处理?

因为冷冻、射频、HIFU等消融术创伤小、出血少、恢复快,采用腹腔镜手术,术后一般卧床24~48小时即可,如无特殊情况术后3~4天可出院。而局部麻醉进行经皮穿刺肾癌消融术者,术后如没有明显出血等并发症,术后首日即可出院。术后1周复查增强CT,表现为增强后完全无强化即为彻底消融的典型表现。术后1、3、6、9、12个月复查CT、肾功能等,此后每半年复查1次即可。

▐▶ 肾癌术后如何随访?

肿瘤随访的主要目的是检查是否有复发、转移和新生肿瘤。首次随访可在术后4~6周进行,主要评估肾脏功能、术后恢复情况、有无手术并发症等。而进行保肾手术的患者术后4~6周进行肾CT扫描,了解肾脏形态变化,为今后复查做对比之用。常规随访内容包括病史询问、血常规和血生化检查、肝肾功能检查等。如有碱性磷酸酶异常,常提示有远处转移或有肿瘤残留,需进一步进行骨扫描、胸片或胸部CT扫描、腹部超声波检查。腹部超声检查发现异常、保肾手术的患者,以及T3、T4期肾癌术后患者,需进行腹部CT扫描检查,可每6个月1次,连续做2年,以后视具体情况而定。肾癌治疗后的随访方案应个体化实施。对高危患者需重点监测,术后3、6、12、18、24和36个月时需进行胸部和腹部CT检查,随后每年均需检查。

第十一章

膀胱癌的介入治疗

▌▶ 膀胱癌目前的发病情况如何？

膀胱癌是男性发病率第四位、女性发病率第八位的常见恶性肿瘤。

男性膀胱癌发病率是女性的2.6倍，白种人发病率是黑种人的2倍。膀胱癌的高发年龄为50~80岁。

▌▶ 膀胱癌的发病原因是什么？

（1）吸烟。吸烟者发病危险高出非吸烟者2倍。

（2）长期接触芳香族类染料、橡胶、皮革的从业工人患膀胱癌风险升高。

（3）非那西丁可使膀胱移行细胞癌的发病风险升高6.5倍，环磷酰胺则使之升高9倍。

（4）慢性感染、膀胱结石、尿路梗阻均可诱发肿瘤形成。

（5）在严重的埃及血吸虫病患者中，膀胱鳞状细胞癌的发病率较高。

（6）人乳头状瘤病毒、种族、环境因素。

▌▶ 膀胱癌如何分类？

按组织类型可将膀胱癌分为上皮性和非上皮性。其中大多数来源于移行上皮细胞，包括乳头状瘤和移行上皮癌。非上皮来源主要有鳞状细胞癌、未分化癌、腺癌等。

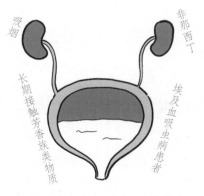

慢性感染、膀胱结石、尿路阻梗

吸烟

非那西丁

长期接触芳香族类物质

埃及血吸虫病患者

人乳头状瘤病毒、种族、环境因素

▌▶ 膀胱癌有哪些症状？

80%以上膀胱癌患者以血尿为首发症状，表现为间歇性无痛性全程肉眼血尿。出血量、血尿持续时间长短与肿瘤恶性程度、肿瘤大小、数目和范围无关。当同时伴有感染或肿瘤位于膀胱三角区时，可出现尿路刺激症状。因此,凡是缺乏感染依据的膀胱刺激征患者,均应全面检查,以免漏诊。

少数患者以排尿困难或远处转移为首发症状。晚期膀胱癌远处转移常见部位为肝、肺、骨。当肿瘤浸润输尿管引起梗阻时,可造成受累输尿管积水、扩张,进一步引起肾积水。

▌▶ 膀胱癌是如何诊断的?

膀胱镜+活检为确诊方法。尿常规+尿液脱落细胞学检查可作为筛选及早期诊断膀胱癌的方法。尿路X线片+静脉肾盂造影主要用于除肾盂、输尿管原发性肿瘤以外的其他膀胱癌肿瘤,同时了解肾功能和上尿路梗阻的情况。CT检查有助于术前分期诊断。

▌▶ 膀胱癌目前有哪些治疗手段?

(1)外科手术治疗。
(2)激光及光动力学治疗。
(3)放射治疗。
(4)化学治疗。
(5)介入治疗。

▌▶ 哪些膀胱癌患者可进行髂内动脉化疗栓塞术?

(1)准备手术切除的患者。
(2)手术不能切除或不能耐受手术的患者。
(3)术后预防性化学治疗及术后复发的患者。
(4)并发不可控制出血的患者。

▌▶ 哪些膀胱癌患者不可进行髂内动脉化疗栓塞术?

(1)严重肝肾功能障碍患者。由于肿瘤造成的肾积水及肾功能不全,可先进行经皮肾造瘘术。

（2）凝血功能严重减退，且无法纠正的患者。

（3）严重感染的患者。

（4）肿瘤广泛远处转移的患者、预计生存期<3个月的患者。但如果做介入治疗只是为了缓解局部症状，还是可以进行的。

（5）恶病质或多器官衰竭的患者。

（6）外周白细胞和血小板显著减少的患者。

▣▶ 髂内动脉化疗栓塞术的基本操作步骤是怎样的？

常规消毒、铺巾、局部麻醉，穿刺股动脉，放置导管鞘，插入导管，置于腹主动脉髂动脉分叉上方或进行髂内动脉造影。如果影像学发现病变累及直肠，则需要同时进行肠系膜下动脉血管造影。造影明确肿瘤部位、大小、数目及供血动脉后，超选择至肿瘤供血动脉内进行灌注化疗。髂内动脉及膀胱动脉的栓塞适用于肿瘤血供明显或血尿明显的患者，栓塞时必须超选择插管，尽量置于肿瘤供血动脉内。

▣▶ 术后如何处理？

术后给予适当保肝、止吐、镇痛、利尿等对症支持治疗3~5天，酌情使用抗生素，静脉应用抑酸药3天。对于介入治疗后肿瘤坏死所致发热，可用吲哚美辛等解热药物退热。

▣▶ 术后可能出现哪些并发症？

（1）一般化疗栓塞术后综合征。

（2）髂内动脉栓塞后，可出现臀部麻胀感，一般5~6天后消失。

（3）采用碘化油栓塞膀胱动脉，如果反流至阴部内动脉，可能引起阴部皮肤坏死。

▣▶ 膀胱癌患者介入术后如何进行复查？

一般建议第一次髂内动脉介入治疗后4~6周进行CT或MRI、肝肾功能和血常规复查。

第十二章

前列腺癌的介入治疗

▮▶ 前列腺癌目前的发病情况如何？

在世界范围内,前列腺癌发病率居男性恶性肿瘤的第二位。癌症特异性死亡居第六位。2015年中国肿瘤登记年报显示,2011年中国前列腺癌发病率居恶性肿瘤的第九位, 城市男性前列腺癌的发病率和死亡率在男性恶性肿瘤中分别居第六位和第九位。

▮▶ 前列腺癌的发病原因是什么？

（1）年龄。前列腺癌发病高峰年龄为75~79岁,随年龄增加,发病率逐渐增加。

（2）遗传因素。直系亲属患有前列腺癌,其本人患前列腺癌的风险增加1倍。

（3）种族。美国黑种人前列腺癌全世界发病率最高。

（4）激素。雄激素在前列腺的发育及前列腺癌的进展中起关键作用。

（5）外源性因素,如高脂饮食,饮食结构不均衡,阳光暴露时间短等。

▮▶ 前列腺癌如何筛查？

不少老年患者没有任何不舒服或症状, 到医院体检时才发现自己得了前列腺癌。另外一些患者一直按前列腺增生治疗,进一步检查却发现已是晚期前列腺癌。

前列腺癌发生的早期,肿瘤体积小,而且往往进展缓慢,对尿道不形成压迫,因此临床上没有任何排尿症状,但如果任其发展,就会逐渐形成结节。这时如果及时体检或筛查,并给予积极治疗,一般都会获得良好的疗效。如果任其发展,不给予任何干预,肿瘤就会逐渐增大,有的会压迫尿道,出现患者排尿困难等症状,而且很难和患者合并的良性前列腺增生（BPH）症状或BPH患者的症状相鉴别。部分患者甚至穿透前列腺最外面的包膜,有的会侵犯膀胱、精囊等器官,进而出现尿频、大便刺激、血精等症状。出现这些症状的患者临床分期均较晚。如果任其发展,未做任何防范,肿瘤细胞就会随着血液、淋巴液等向远处转移。因此,前列腺癌的早期诊断非常重要。

研究表明,如果肿瘤处于局限在前列腺内部的早期阶段,进行前列腺癌根治术,术后10年的生存率超过90%。换句话说,就是根治手术确实可以达到根治效果。所以,如能发现早期前列腺癌并积极治疗,预后是非常乐观的。但目前国内前列腺癌的诊治现状并不令人满意,很多患者发现时已进入晚期。数据显示,我国前列腺癌有一个重要特点,那就是中晚期前列腺癌患者比例明显高于国外,接近50%,而欧美国家只有不到20%。

如何通过早期筛查发现前列腺癌呢?临床广泛应用并颇为有效的筛查方法有前列腺特异性抗原、直肠指诊及经直肠超声检查。

▮▶ PSA升高一定是前列腺癌吗?

前列腺特异性抗原(PSA)是目前最为敏感的前列腺癌肿瘤标志物,在前列腺癌的诊治工作中具有十分重要的意义。它使前列腺癌的诊断提早了5~8年。PSA是一种单链糖蛋白,主要由前列腺腺管上皮细胞产生,通过前列腺管腔进入精液,而不进入血液。但当前列腺内出现恶性肿瘤,癌细胞会破坏前列腺上皮下面的基底膜,从而使PSA通过这种非正常途径进入血液,并使血清中PSA的浓度发生很大变化。

健康男性PSA浓度<4ng/mL。当PSA>10ng/mL时,多数患者(达70%)会被诊断为前列腺癌。但也有其他因素可能影响临床判断,需要鉴别排除。例如,前列腺炎是影响PSA检查的常见疾病。在前列腺有炎症的状态下,上皮细胞及基底膜可能遭到破坏,造成PSA泄露增加,引起血清中PSA异常升高。这时,医生需通过正规抗炎等治疗控制前列腺炎症,再进行复查来判断PSA升高是否由前列腺炎症引起。当PSA为4~10ng/mL时,称为PSA的灰区,这时需结合以下数据进行综合判断:PSA密度,即血清总PSA (ng/mL)/前列腺体积(cm³),临床上>0.15建议进行前列腺穿刺活检;PSA速率,即单位时间内PSA的升高量,如果每年升高超过0.75ng/mL,建议进行前列腺穿刺活检;游离PSA与总PSA比值,一般以0.15~0.20为界限。

因此,PSA升高并不表明一定患有前列腺癌,但为了身体健康,一定要进行进一步筛查,以防漏诊。

▣▶ 直肠指诊能发现前列腺癌吗?

直肠指诊是泌尿外科医生检查前列腺最常用的检查方法,简便易行,无须借助任何设备,时间短,当场即可获悉结果。经验丰富的泌尿外科医生,对于前列腺癌的判断,准确性可高达60%。进行这项检查时,应让患者在检查床上采取胸膝位或者屈膝侧卧位。正常的前列腺质地柔软、表面光滑,类似拇指与小指捏紧时鱼际的触感。而在患有前列腺癌时,直肠指诊则会有异常表现。医生常会摸到前列腺向外鼓起的结节,或者部分区域的质地比其他地方硬。这些表现异常的结节或区域很可能就是前列腺癌。前列腺癌分期较晚时,触诊更为明显,有时甚至硬如结石,更严重时还会与直肠、精囊等粘连。当然,直肠指诊未发现明显异常并不表明不是前列腺癌。因为,前列腺癌虽然好发于前列腺的外周带,但仍有部分前列腺癌发生于前列腺的移行带。这种情况下,直肠指诊很难摸到结节。所以,如果直肠指诊未见异常,对PSA异常患者还需做进一步检查。

▣▶ 什么是经直肠超声检查?

经直肠超声检查时,患者要采用屈膝侧卧位躺在检查床上,医生将专用的腔内超声探头插入患者直肠。因为经直肠超声的探头紧贴前列腺,所以其对前列腺检查的精度明显高于普通的经腹超声,可显示直径为5mm的前列腺肿瘤。经直肠超声较经直肠指诊直观,特别是对于典型的前列腺癌病例。超声表现通常为不同回声强度的结节,通常为低回声,也有等回声或混合回声。目前,该检查仍被视为前列腺癌筛查中最具临床应用价值的方法,而且因为其和经直肠指诊相比,可以弥补直肠指诊有时不能获得前列腺全貌的不足。所以,两者相结合往往可以更准确地检查前列腺。目前,经直肠超声检查是前列腺癌诊断中不可或缺的较精准的影像学检查方法。

▶ 前列腺癌诊断的"金标准"是什么?

如上所述,对中老年男性患者,通过上述筛查可发现是否患有前列腺癌,但并不能作为确诊前列腺癌的依据。前列腺癌的确诊必须依赖前列腺组织的穿刺活检,所以说前列腺癌诊断的金标准仍然是穿刺活检。一般来说,目前前列腺的穿刺活检多为超声引导下的前列腺穿刺活检,按照穿刺针的进针入路,又分为经直肠和经会阴两种活检方式,两种方式各有优缺点。以经直肠前列腺穿刺活检为例,患者体位与经直肠超声检查相同,引导穿刺针的超声探头与经直肠超声探头相同。在穿刺时,可对超声或直肠指诊发现的可疑病灶或结节进行穿刺,也可在此基础上将前列腺平均分区,每区分别取材,共穿刺10~12针。该方法较传统的经直肠盲穿的方法准确性大大提高,优点较多,包括定位准确、可覆盖盲穿可能遗漏的区域、取得的组织一般较整齐、病理检查准确、疼痛轻微、一般均可耐受。超声引导下的前列腺穿刺活检安全有效,准确性高,在前列腺癌的诊断中起着不可或缺的作用。

▶ 出现什么情况要再次做穿刺活检?

有些患者穿刺结果虽然不是前列腺癌,却是从未听过的高级别前列腺上皮内瘤,碰到这种情况是不是就可以高枕无忧了呢?首先,让我们了解一下前列腺上皮内瘤是什么。这是一个病理学名词,它虽然不是前列腺癌,但往往与前列腺癌并发。现有研究表明,高级别上皮内瘤变,5年内将有超过半数发生前列腺癌,因此,它常常提示患者的前列腺内可能藏有前列腺癌。所以对待高级别前列腺上皮内瘤的诊断,绝不可掉以轻心,必须定期复查血清PSA,必要时再次做前列腺穿刺活检。

除此之外,还有哪些情况需要再次穿刺活检呢?还有一个病理学名称叫前列腺上皮不典型增生,这种病变和高级别上皮内瘤非常相似,也提示其周围可能存在前列腺癌。如果患者在随访过程中出现PSA水平连续升高或者持续在一个较高水平,也有必要再次做穿刺活检。

▌▶ 对前列腺癌如何进行病理评分?

一般来说,肿瘤的恶性程度与肿瘤的分化程度和级别程度密切相关。分化程度越低,肿瘤的恶性程度越高,越容易生长和进展。前列腺癌的恶性程度如何,即病理分级,需要借助Gleason评分。Gleason评分是由美国Gleason医生率先提出并命名的。Gleason医生根据前列腺癌细胞的腺体结构形态把前列腺癌分为5级,1级分化最好,5级分化最差。同一个前列腺内主要的组织学类型和次要的组织学类型会呈现不同的Gleason分级,Gleason评分即为两者相加而得。如果两个患者的总分同为7分,并不代表两人的前列腺癌恶性程度相同。例如,4+3的恶性程度高于3+4,因为主要组织学类型的恶性程度更高。而Gleason评分与前列腺癌的恶性程度、侵袭程度、转移和复发程度密切相关,具有重要的临床意义。

▌▶ 对前列腺癌如何进行临床分期?

前列腺癌的临床分期对于治疗方法的选择及预后的评价至关重要。通过CT、MRI、骨扫描等,可以对前列腺癌进行明确的临床分期。目前比较公认的是2002年美国癌症联合委员会(AJCC)的TNM分期系统。其中,T分期指原发肿瘤的局部情况,主要通过直肠指诊、MRI和前列腺穿刺活检情况来确定。N分期表示淋巴结情况,所以盆腔CT或MRI检查尤为必要;N分期对于能否进行根治性手术或放射治疗非常重要;M分期主要针对骨转移,因为前列腺癌最容易向骨骼转移,在前列腺癌诊断明确后,为保证分期准确,建议进行全身骨转移检查,因为一旦骨骼多处转移,患者就不再适合进行治愈性治疗。骨扫描检查对早期的骨骼变化非常敏感。研究显示,骨扫描比X线发现骨转移病变至少提前半年。如果没有骨转移而仅有淋巴结转移,而且患者身体情况允许,仍可进行前列腺癌根治术加淋巴结清扫术。

ⅠⅡ▶ 何为早期和晚期前列腺癌？

患者对肿瘤的分期非常重视，因为肿瘤的早、晚期直接决定肿瘤的预后。前列腺癌处于早期时，有机会进行治愈性治疗，而一旦进入晚期就意味着失去了根治的机会，肿瘤将逐步进入各种疗法都无法控制的时期，预后极差。

ⅠⅡ▶ 前列腺癌容易向哪里转移？

前列腺癌一旦突破前列腺包膜，就容易发生转移。那么前列腺癌通常有哪些转移途径？又容易向哪里转移呢？

（1）前列腺癌的直接蔓延。前列腺癌刚刚将包膜穿破后向局部进行扩散，向膀胱底部、精囊腺、输精管、尿道等部位蔓延。一般情况下，前列腺癌很少向直肠进行直接转移，这是由于癌肿细胞不能轻易地穿透直肠膀胱筋膜。

（2）前列腺癌的血行转移。在临床上，前列腺癌血行转移的现象是非常多见的。癌细胞随着血行转移，累及骨骼、肺、肝等部位，其中骨转移最为常见，尤其是腰椎、骨盆及肋骨更为多见。有的患者甚至因为骨痛到医院检查才发现是前列腺癌，但为时已晚。

（3）前列腺癌的淋巴转移。前列腺癌最常侵犯的淋巴结包括髂内、髂外、腹主动脉旁、腹股沟等。与此同时，还可侵入胸导管、锁骨下淋巴结等部位。

ⅠⅡ▶ 前列腺癌一定要治疗吗？

前列腺癌是一种老年病。国外尸检研究发现，在七八十岁的男性中，有一半以上发现已患前列腺癌，但其中很多人并非死于前列腺癌。换句话说，许多前列腺癌并不致命。因此，许多学者提出，对于一部分早期前列腺癌患者，可以定期密切观察，而不采取任何治疗措施，而后根据情况再进行必要的治疗。这种暂不处理的方式称为"主动监测"或称

"待机处理"。

在早期前列腺患者中,哪些是可以主动监测而暂不处理的?这需要对肿瘤的临床分期、患者的一般状况、预期寿命等综合考虑。比如,对临床分期为T1a期、Gleason评分为2~4分的前列腺偶发癌,可以进行主动监测,但应严密随访,每3~6个月应进行全面评估。如果是预期寿命少于10年的早期前列腺癌患者,特别是那些还伴有心肺疾病的患者,多数可以采取主动监测。因此,并非所有前列腺癌都需要立刻进行治疗,应综合考虑患者的情况再确定。对于主动监测的患者要进行严密随访,并根据患者病情变化做出相应调整。

▋▶ 哪些情况下主动监测应转为积极治疗?

主动监测并非一成不变,当出现一些临床变化时,应转为积极治疗。前列腺穿刺活检的病理是最客观的证据,Gleason评分超过4+3,或者穿刺组织中发现的肿瘤组织明显增多,就需要积极治疗。患者本人的意愿也是必须考虑的重要因素,因为主动监测必须进行严密的定期随访。PSA倍增时间<3年或PSA增速>每年2ng/mL即提示疾病进展。但由于缺乏特异性,目前可作为进一步评估的参考。当Gleason评分<6而PSA上升很快时,进一步的多参数MRI检查呈阳性,也需要积极治疗。

▋▶ 前列腺癌能根治吗?

前列腺癌如果处于早期或者说局限在前列腺内,完全可以通过手术切除整个前列腺,彻底清除前列腺内部的肿瘤,即所谓的前列腺癌根治术。如果前列腺肿瘤转移到骨骼及周围的淋巴结,手术将无法彻底切除这些病灶,难以达到根治的效果。但对于年龄较大、预期寿命少于10年的前列腺癌患者,接受前列腺癌根治术并不能从中获益。

▮▶ 如何进行前列腺癌的激素治疗？

前列腺癌患者如果不能进行手术或者放射治疗（下文详述），应首选激素治疗。前列腺癌的激素治疗包括去势治疗（手术或药物去势）、抗雄激素治疗及全雄阻断治疗（即前两者相加）3种。因为手术去势（即切除睾丸）是一种不可逆转的治疗，会对患者造成一定的心理影响。因此，对于初治的、经济条件尚可的前列腺癌患者，一般不推荐手术去势作为激素治疗的手段。临床上目前常用的激素治疗方法包括药物去势治疗和药物去势联合抗雄激素治疗的全雄阻断治疗。对于部分肿瘤体积较大、血清PSA很高的未转移的前列腺癌，也可在术前进行一段时间的激素治疗，称为前列腺癌激素新辅助治疗，其目的是缩小肿瘤体积，提高手术治疗的彻底性。前列腺癌激素新辅助治疗的推荐治疗时间为6个月，但因为对其远期疗效还有争议，所以不推荐将这种新辅助激素疗法作为常规的治疗手段。

▮▶ 放射治疗能达到根治的效果吗？

确诊为早期前列腺癌的部分患者，因为一般情况差、并发症多、不能耐受根治术或预期寿命小于10年，是不是就没有创伤小些的根治办法呢？办法是有的，那就是放射治疗。放射治疗是一种通过应用放射线治疗肿瘤等疾病的方法，增殖活跃的肿瘤细胞在放射线的照射下会慢慢死亡。几十年的临床经验已经证实，足够剂量的放射治疗可以有效控制前列腺癌，并且在相当长的一段时间内（10年左右）可以达到和根治术相同的治疗效果，因此也称为根治性放射治疗。

前列腺癌放射治疗可分为外照射和内照射两种。外照射更为常用，指放射源位于体外一定距离集中照射靶区（前列腺癌患者的外放射靶区包括前列腺区、精囊、后尿道、盆腔淋巴结等）。常用的放射治疗设备有^{60}Co治疗机和医用电子直线加速器。近年来肿瘤放射治疗技术已出现重大革新，通过计算机测量前列腺三维结构，进而对前列腺癌患者实施三维适形放射治疗,在临床上已得到越来越广泛的应用。三维适形放射治疗的优点在于,可使肿瘤部位获得比常规放射治疗高得多的剂量,而肿瘤周围正常组织的照射量明显减少,因此疗效更好,并且不良反应更小。包括三维适形放射治疗在内的外照射放射治疗,适用于所有预期寿命少于10年的早期前列腺癌患者,对盆腔淋巴结转移的前列腺癌患者采用外照射放射治疗也取得了很好的疗效。

近距离放射治疗是将放射源直接放入前列腺肿瘤组织内部的照射方法。近距离放射治疗主要应用的放射源种类有^{125}I、^{60}Co、^{137}Cs等。根据放射性同位素种类的不同,前列腺癌的近距离放射治疗基本上分为两种,即暂时性植入和永久性植入。永久性植入是将放射性核素种子永久性放置在前列腺组织内,放射性核素在几周甚至几个月内释放射线。该操作可以一次性完成,无须住院,在日间病房即可完成。但是由于照射源永久地置于体内,因此有放射性污染的可能,而且一旦植入,取出比较困难。暂时性置入因治疗成本高,目前应用尚不广泛。近距离放射治疗只适用于早期前列腺癌患者。如果患者已经出现淋巴结转移则不适合,因为和外照射不同,该方法只能对前列腺局部进行放射性治疗。

Ⅲ▶ 前列腺癌的其他治疗方法有哪些?

上面讲了很多前列腺癌的治疗方法,包括前列腺癌根治术、放射治疗、激素治疗等。对于一般情况差的早期或局部进展期前列腺癌,医生和患者一直在追求更加微创且较彻底的疗法,因此,也先后出现了冷冻、射频、高强度聚焦超声等消融术式,统称局部治疗。根据国内外的各中心报道的数据看,局部治疗可以作为不适合进行前列腺癌根治术患者的备选治疗方法。其中针对前列腺癌的冷冻治疗(CSAP),2008年美国泌尿外科学会(AUA)达成共识,推荐氩氦刀冷冻消融术用于对新诊断的或放射治疗后复发的局限性前列腺癌患者的治疗。

▉▶ 前列腺癌冷冻治疗的适应证及优点有哪些？

前列腺癌冷冻治疗与前列腺癌根治术相比，有损伤小、恢复快的优点；与放射治疗相比，其优点是无放射性危险、直肠损伤率较低。前列腺癌冷冻治疗的适应证主要有局限性前列腺癌、姑息性局部治疗及挽救性局部治疗。其中局限性前列腺癌患者的一般预期寿命少于10年或不适合进行外科手术治疗，而且前列腺体积不超过40mL（以保证有效的冷冻范围）。冷冻治疗也可用于已转移的前列腺癌患者的姑息性局部治疗，以控制局部肿瘤的发展，缓解由其引起的症状。冷冻治疗还可用于前列腺癌放射治疗后局部复发的挽救性治疗。目前主要采用氩气及氦气作为媒介进行冷冻消融，所以又俗称氩氦刀。该冷冻治疗为广大前列腺癌患者提供了一种低死亡率、失血量少、住院时间短、可重复操作的微创方法，同时为高龄、体弱及畏惧手术的前列腺癌患者提供了理想的选择。

过去的20多年，前列腺癌冷冻治疗已取得迅速发展，这主要归功于下列因素：监控探针放置及冰球情况的实时直肠超声的应用；尿道保温装置的标准化应用；多根冷冻探针的同步应用等。

▉▶ 前列腺氩氦冷冻治疗术后带尿管出院患者在家里应该注意什么？

（1）继续练习提肛。提肛方法：集中注意力收缩腹部，吸气，向上收提肛门，屏气2~3秒，呼气。每次做30个或5分钟，持之以恒。

（2）每周更换高级尿袋。

（3）每天擦洗尿管，预防尿路感染。

（4）观察尿液量和颜色，如有异常及时就医。

（5）防止尿管脱落，尿袋液面不高于尿道口处。

第十三章

软组织肿瘤的介入治疗

▌▶ 什么是软组织肿瘤？

软组织是相对于"硬组织（骨和软骨）"而言的,起源于纤维、脂肪、平滑肌、横纹肌、间皮、滑膜、血管及淋巴管组织。生长在这些部位的肿瘤都称为软组织肿瘤,周围神经系统和自主神经系统的肿瘤也归为软组织肿瘤。内脏组织的肿瘤不在软组织肿瘤研究之列。

▌▶ 软组织肿瘤的分布情况是怎样的？

在所有恶性肿瘤中,软组织肿瘤约占成人的1%,占15岁以下青少年的7%;下肢占40%,躯干及腹膜后约占30%,上肢和头颈各占15%。

▌▶ 软组织肿瘤是由什么原因引起的？

根据目前对软组织肿瘤的认识,认为其发生不是单一的因素所致。诸多证据表明,电离辐射是肉瘤发生的原因,例如在乳腺切除术后经照射胸腔产生的纤维肉瘤。除此之外,还与其他因素相关,如先天性畸形、家族性遗传、异物刺激、化学物质刺激、病毒因素、内分泌因素等。

▌▶ 软组织肿瘤有哪些常见症状？

软组织肿瘤以四肢和躯干多见,大腿较小腿多见,上臂较前臂多见。最常见的表现是进行性增大的肿块,往往伴有疼痛,可发生静息痛（即在静止时疼痛）和夜间痛。

软组织肿瘤可能出现的症状如下：

（1）发生在关节周围的软组织肿瘤可引起关节的畸形和功能障碍。

（2）发生在腹膜后的软组织肿瘤可引起肠梗阻和输尿管梗阻症状。

（3）如果已经发生肺转移则有胸痛、咯血等症状。

（4）软组织肿瘤往往位置较深,用手扪肿物时边界不清,活动度差,与周围组织粘连。

（5）MRI检查显示,肿物往往在深筋膜深层,最大径>5cm,信号不均匀。

如果发现有部分上述表现,应高度怀疑为软组织肿瘤,要立即到骨与软组织肿瘤专家处进行进一步检查和诊治。

▶ 出现以上症状要进行哪些检查以明确是否为软组织肿瘤?

（1）X线检查。X线检查有助于进一步了解软组织肿瘤的范围、透明度及其与邻近骨质的关系。如果边界清晰,常提示为良性肿瘤;如果边界不清楚并有钙化,则提示为高度恶性肉瘤,该情况多发生于滑膜肉瘤、横纹肌肉瘤等。

（2）超声检查。该方法可检查肿瘤的体积范围、包膜边界和瘤体内部肿瘤组织的回声,从而区别良恶性。恶性者体大而边界不清,回声模糊,如横纹肌肉瘤、滑膜肌肉瘤、恶性纤维组织细胞瘤等。超声检查还能引导做深部肿瘤的针刺吸取细胞学检查。该检查方法是一种经济、方便而又无损于人体的好方法。

（3）CT检查。由于CT具有对软组织肿瘤较好的密度分辨率和空间分辨率的特点,用来诊断软组织肿瘤也是近年常用的一种方法。

（4）MRI检查。用该方法诊断软组织肿瘤可以弥补X线、CT的不足,能够从纵切面把各种组织的层次同肿瘤的全部范围显示出来。MRI检查对于腹膜后软组织肿瘤、盆腔向臀部或大腿根部伸展的肿瘤、腘窝部的肿瘤及肿瘤对骨质或骨髓侵袭程度其图像更为清晰,是制订治疗计划的很好依据。

▶ 软组织肿瘤常用哪些方法治疗?

（1）手术。

（2）放射治疗。

（3）化学治疗。

（4）分子靶向药物治疗。

（5）免疫治疗。

（6）介入治疗。

▶▶ 介入治疗软组织肿瘤有哪些优点？

（1）保留患者肢体，对神经、运动功能影响较小，可提高患者生存质量。

（2）创伤小，恢复快，可联合放化疗等其他治疗方法。

（3）可以反复多次治疗。

▶▶ 哪些软组织肿瘤患者适合进行介入治疗？

（1）影像明确显示病灶的患者。

（2）有足够安全的穿刺治疗路径的患者。

（3）能耐受介入治疗的患者。

（4）皮肤条件尚好的患者。

▶▶ 哪些软组织肿瘤患者不适合进行介入治疗？

（1）肿瘤已广泛转移的患者。

（2）已侵犯胃肠壁和输尿管的腹膜后和腹腔内软组织肿瘤的患者。

（3）广泛脏器转移的患者。

▶▶ 介入治疗软组织肿瘤的方案有哪些？

（1）对化学治疗敏感的肿瘤，既可控制局部病灶，又能改善患者的生存期，如横纹肌肉瘤、恶性纤维组织细胞瘤等，可化学治疗+介入治疗+化学治疗。

（2）对放射治疗敏感的肿瘤，放射治疗+介入治疗+放射治疗。

（3）对放化疗不敏感的肿瘤，局部血管介入治疗+消融治疗。

（4）对少数恶性程度低的恶性软组织肿瘤，如胸、腹壁的纤维瘤病、神经纤维瘤病等，可以单独应用介入治疗。

▮▶ 进行介入治疗前有哪些准备？

（1）体格检查。重点检查是否有手术瘢痕、瘢痕的大小和质地及瘢痕与肿瘤的关系；对曾接受放射治疗的患者，应检查皮肤是否完整、皮肤的颜色和质地，皮肤表面静脉有无曲张，肢体静脉有无回流障碍。

（2）实验室检查。血、尿、便常规，凝血功能，肝肾功能和心电图检查。

（3）影像学检查。包括超声、CT或MRI和骨扫描。超声确定骨外肿瘤部分的大小、边界是否清楚、血供和邻近重要血管的关系，以及静脉血管内有无癌栓。CT或MRI可确定肿瘤范围、肿瘤与周围重要神经的关系、有无卫星病灶和肿瘤血供情况。骨扫描可反映骨质破坏范围，了解有无跳跃病灶、其他部位骨上的转移病灶，以及确定肿瘤累及骨骼的范围。

▮▶ 何时是介入治疗的最佳时机？

化学治疗后的患者：经化学治疗，肿瘤体积缩小，肿瘤周围水肿消退，肿瘤内血流明显减少，坏死液化吸收，肿瘤边界清楚，白细胞恢复正常后，肝肾功能无明显异常和凝血功能基本正常。

介入治疗后的患者：经介入治疗，肿瘤血供明显减少，肿瘤内有明显凝固性坏死区，肿瘤明显缩小。

▮▶ 介入治疗是否需要全身麻醉？常用方式有哪些？

目前大部分患者无须全身麻醉，只需局部麻醉或在静脉镇静止痛条件下即可完成治疗。

第十四章

骨肿瘤的介入治疗

▶ 什么是骨肿瘤？

骨肿瘤是发生于骨骼或其附属组织的肿瘤，同身体其他部位的肿瘤一样，其确切病因不明。骨肿瘤有良恶性之分，良性骨肿瘤易根治，预后良好；恶性骨肿瘤发展迅速，预后不佳，死亡率高。

▶ 恶性骨肿瘤常见类型有哪些？

常见的原发性骨肿瘤有骨肉瘤（35%）、软骨肉瘤（30%）、尤文肉瘤（16%）、其他（19%）。

▶ 恶性骨肿瘤有哪些常见症状？

（1）疼痛与压痛。疼痛是生长迅速的肿瘤最显著的症状。

（2）局部肿块和肿胀。肿块常与疼痛同时出现，有时首先表现为肿块。

（3）功能障碍。邻近关节的肿瘤，由于疼痛和肿胀使关节出现功能障碍。

（4）畸形。由于肿瘤的生长使骨质膨胀变形、坚固性受到破坏，当继续负重时逐渐发生弯曲变形，如髋内翻、膝内外翻等。

（5）压迫神经。临近神经的肿瘤生长会压迫神经。

（6）病理骨折。

▶ 恶性骨肿瘤疼痛有什么特点？

恶性骨肿瘤主要表现为夜间痛，也就是所谓的安静痛，这种痛感像刀割、钻心、烧灼、压榨一样。其原因是肿瘤生长导致骨髓腔内压力异常增高，造成持续性疼痛。

▶ 外伤会造成骨肿瘤吗？

外伤只是病理性骨折的一个诱因，实际上通常这时候骨肿瘤已经存在并且发展了一段时间了。

（1）青少年突然出现不明原因的膝关节周围疼痛且进行性加重时，

要进行影像学检查。

（2）青少年出现发热、肢痛、肿胀、白细胞增多等急性骨髓炎症状时，要警惕尤文肉瘤和骨肉瘤的可能。

（3）多发性骨软骨瘤和长管状的单发性骨软骨瘤都容易恶变为软骨肉瘤，有上述病变时，要定期复查，以防恶变。

（4）老年人出现不明原因的肢痛、腰背痛，且有进行性加重的趋向时，要警惕有转移性骨肿瘤的可能。

（5）凡四肢软组织中出现肿胀、局部肿块、疼痛，并在肌腱、筋膜及关节邻近处有压痛时，要考虑滑膜肉瘤的可能，不要轻易误以为是关节炎、囊肿、纤维瘤等良性病变。

▥▶ 哪些群体要警惕骨肿瘤的发生？

15～24岁的男性、5～14岁的女性或老年人有以上症状时，要警惕骨肿瘤的发生，并及时到正规医院就诊，进行系统检查，以免延误病情。

▥▶ 诊断恶性骨肿瘤需要做哪些影像学检查？

（1）X线检查。X线检查对明确骨肿瘤性质、种类、范围及确定治疗方案都能提供有价值的资料，是诊断骨肿瘤的重要检查方法。

（2）CT、B超、MRI、ECT。发生在骨盆、脊柱等部位的肿瘤，普通X线不能很好地显示，CT、B超、MRI、ECT等新型显像技术可以帮助判明肿瘤的部位和范围。

（3）同位素骨扫描。可以在普通X线尚未有阳性改变时就能够显示出原发、继发性骨肿瘤的存在，因此，对可疑者应选择性地做⁹⁹Tc等骨扫描。

▥▶ 恶性骨肿瘤的诊断为什么需要进行活检？

骨肿瘤的最终诊断依赖于组织病理学检查，临床上可选择切开活检和穿刺活检两种方法。肿瘤的病理检查可以确定肿瘤的组织学类型，明确肿瘤的良、恶性,以确定骨肿瘤的外科分期,从而根据外科分期来制订骨肿瘤的治疗方案。

▌▶ 恶性骨肿瘤患者抽血化验有什么意义?

生化检查是一种很重要的辅助检查手段。患骨肿瘤的患者,骨质迅速破坏时,血钙往往升高。恶性骨肿瘤及骨转移瘤患者的血清内碱性磷酸酶水平大都明显升高。化验碱性磷酸酶不仅有助于诊断,更有助于对疗效的评价。

▌▶ 恶性骨肿瘤会转移吗?

恶性骨肿瘤的恶性程度高,在局部呈侵袭性生长,并且易发生转移,常见的转移部位为肺、骨骼和肝脏。肺为骨肿瘤最常见的转移部位,大约40%的患者在就诊时或治疗中出现肺转移。

▌▶ 恶性骨肿瘤治疗有哪些进展?

四肢或骨盆恶性肿瘤的高位截肢、关节离断已经不是治疗的首要选择。除晚期骨肿瘤患者外,80%以上的患者可在早期诊断、术前综合治疗的基础上,通过对恶性骨肿瘤扩大切除、采用不同的重建方法而达到保存肢体的目的,5年生存率达70%以上。

▌▶ 恶性骨肿瘤目前有哪些保肢治疗方法?

(1)假体重建。

(2)同种异体骨(关节)移植。

(3)自体骨移植。

(4)同种异体骨复合移植。

(5)转移性骨生长。

(6)关节融合。

(7)保留骨骺的保肢术。

（8）介入治疗。

▮▶ 介入治疗恶性骨肿瘤有哪些优点？

介入治疗作为微创治疗恶性骨肿瘤的手段，与手术保肢技术相比有如下特点：

（1）不开刀"切除"肿瘤,减少肿瘤医源性播散和种植的机会。

（2）保持骨骼原有的形态和连续性,充分利用灭活肿瘤骨段进行重建。

（3）对残留病灶或局部复发者可进行重复治疗。

（4）痛苦轻,易被患者接受。

（5）由于介入治疗创伤小,不必推迟化学治疗,保证了化学治疗的剂量强度。

（6）可同时对原发病灶、跳跃病灶和(或)其他部位的骨转移灶进行治疗。

▮▶ 哪些骨肿瘤患者适合进行介入治疗？

（1）肿瘤能被完整消融的患者。

（2）强烈要求保留肢体的患者。

（3）重要神经、血管束未被侵犯的患者。

（4）所保留下的肢体功能比假肢好的患者。

（5）术后局部复发率与转移率不高于截肢的患者。

▮▶ 哪些骨肿瘤患者不适合进行介入治疗？

（1）广泛累及皮下组织、皮肤破溃的患者。

（2）皮肤有大量瘢痕和严重放射性损伤的患者。

（3）病理性骨折未愈合的患者。

（4）邻近关节被动活动严重受限且伴有畸形的患者。

▮▶ 介入治疗恶性骨肿瘤前需要进行哪些检查？

（1）体格检查。了解肢体运动、神经功能与邻近关节情况。

（2）实验室检查。包括血、尿、便常规，肝肾功能，血清碱性磷酸酶，以及心电图。

（3）影像学检查（原发灶及转移灶的检查）。包括X线、超声、CT或MRI、骨扫描。

▶ 恶性骨肿瘤影像学检查的目的是什么？

局部X线或CT检查：了解原发灶的大体情况，如病变范围、骨质破坏程度和性质（溶骨为主或是成骨为主），以及有无病理性骨折。

超声检查：确定骨外肿瘤部分的大小、边界是否清楚、血供和邻近重要血管的关系及静脉血管内有无癌栓。

CT或MRI检查：确定肿瘤范围、肿瘤与周围重要神经的关系、有无卫星病灶和肿瘤血供情况。

骨扫描（ECT）：反映骨质破坏范围，了解有无跳跃病灶、其他部位骨上的转移病灶，以及确定肿瘤累及骨骼的范围。

胸部X线及胸部CT检查：明确有无肺转移。

腹部超声检查：明确有无肝脏转移，必要时加用CT或MRI检查。

▶ 介入治疗术后有哪些注意事项？

消融治疗后常有局部水肿。当水肿大到一定程度后，治疗区远端肢体的静脉回流受影响，出现肢体远端水肿。严重水肿可使附近的神经受压，出现神经功能障碍。因此，海扶刀（超声聚焦刀）治疗后7天，要常规观察肢体肿胀情况、血供和神经功能。

▶ 介入治疗后如何评价其效果？

近期疗效评价方法。一般在消融术后4周内进行，包括影像学检查（ECT、MRI）评价和实验室检查（血清碱性磷酸酶水平）评价。

远期疗效评价方法。包括影像学检查（胸部CT、B超、骨扫描、MRI等）评价和实验室检查（血清碱性磷酸酶水平）评价。

▮▶ 介入治疗后近期疗效评价的内容是什么？

一般介入治疗后4周内进行近期疗效评价,ECT显示治疗区内原有的放射性异常浓聚完全消失，形成放射性冷区;MRI显示治疗区内原有的强化完全消失，治疗区与非治疗区之间有一个完整的均匀薄层强化带,包绕治疗区;使碱性磷酸酶正常或维持在治疗前的或更低的水平，这表明肿瘤被完全"切除"。

▮▶ 介入治疗后远期疗效评价的内容是什么？

介入治疗后远期疗效评价的重点是有无转移和局部复发。常选用胸部X线、B超、CT和ECT来观察肺部、内脏器官及骨上有无转移灶,利用MRI与ECT来检查有无局部复发。若有复发则ECT表现为原病灶区局部有放射性异常浓聚,MRI表现为原治疗区局部或周边有强化灶。另外,动态观察血清碱性磷酸酶水平的变化,有利于了解有无局部复发。若碱性磷酸酶持续升高,并排除了肝病、药物肝损害及其他可能,则多提示有局部复发。

▮▶ 介入治疗后为什么还要进行化学治疗？

恶性骨肿瘤是一种全身性疾病,极易发生远处转移,一些微小的转移病灶影像学检查往往不能及时发现。因此,介入治疗后通常继续进行化学治疗6个周期左右,才能够杀灭这些微小转移灶。大量临床研究证明,术后进行化学治疗能够显著降低恶性骨肿瘤的转移发生率,提高整体治疗效果。

防癌抗癌新媒体科普平台

一、网站

1.中国抗癌协会：

　http://www.caca.org.cn/

2.中国抗癌协会肿瘤防治科普平台：

　https://www.cacakp.com/

3.中国抗癌协会神经肿瘤专业委员会：

　http://www.csno.cn/

4.甲状腺肿瘤网：

　http://www.thyroidcancer.cn/

5.中国抗癌协会肿瘤标志专业委员会：

　http://tbm.cacakp.com/

6.中国肿瘤营养网(中国抗癌协会肿瘤营养专业委员会)：

　http://cancernutrition.cn/ainst-1.0/

7.中国抗癌协会肿瘤心理学专业委员会：

　http://www.hnca.org.cn/cpos/

二、新媒体平台

1.中国抗癌协会官方 APP

2.中国抗癌协会科普平台(微信公众号)

3.中国抗癌协会科普平台(今日头条）　4.中国抗癌协会科普平台(微博）

5.中国抗癌协会科普平台(学习强国）　6.中国抗癌协会科普平台(人民日报）

7.中国抗癌协会科普平台(网易新闻）　8.中国抗癌协会科普平台(新华网客户端）

9.中国抗癌协会肿瘤防治科普平台　10.中国抗癌协会科普平台(人民日报健康客户端）

11.CACA 肿瘤用药科普平台　　12.CACA 早筛科普平台

与医生一起
做家庭健康卫士

我们为阅读本书的你，提供以下专属服务

用药指南
随时查询药品说明书
及注意事项

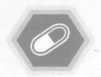

交流社群
寻找一起阅读的
朋友

读书笔记
边读边记，好记性
不如烂笔头

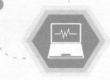

在线复诊
在家中与医生对话，
进行在线复诊

扫码获取健康宝典